OBJETIVO REJUVENECER

Carmen Giménez-Cuenca

OBJETIVO REJUVENECER

DESCUBRE LAS **7 CLAVES** PARA CONSEGUIRLO

Grijalbo

Primera edición: mayo de 2016

Printed in Spain - Impreso en España

Fotografías: © Thinkstock, con la excepción
de la fotografía en la página 20 que es de Getty Images

ISBN: 978-84-16449-22-4
Depósito legal: B-7.133-2016

Impreso en Gráficas 94, S.L.
Sant Quirze del Vallès (Barcelona)

DO 4 9 2 2 4

Penguin
Random House
Grupo Editorial

A mis padres, dos longevos en plenitud

SUMARIO

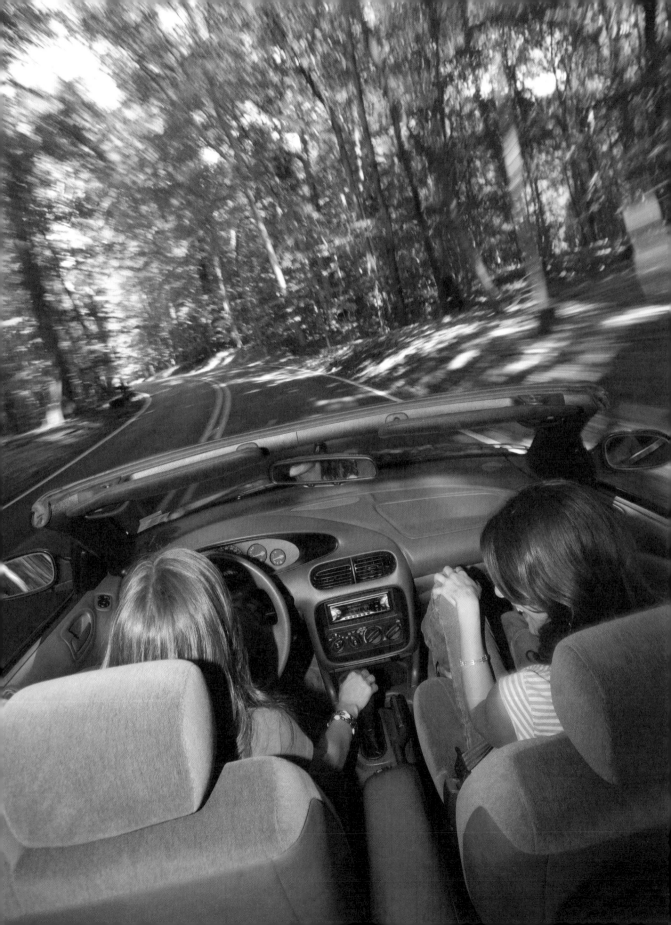

INTRODUCCIÓN

Este libro que tienes entre las manos es el vehículo que te conducirá al rejuvenecimiento y a la longevidad en plenitud de facultades físicas y mentales. Por tu parte, solo tienes que querer viajar y disfrutar de ello mientras aprendes las claves que necesitas y la manera más fácil y eficaz para implementarlas.

Antes de ponernos en marcha voy a preguntarte cuántos años tienes. Espero que no te moleste, pero es básico como punto de partida. Ojalá que sean muchos, señal de que los has vivido y has acumulado experiencias. Como iremos viendo, todas son valiosas, aunque a veces no te lo haya parecido. Tu edad cronológica corresponde a tu fecha de nacimiento y es solo una cifra, aunque eso sí, una cifra inamovible. Sin embargo, tu organismo puede que sea más joven, igual o más viejo que lo que corresponde a ese número.

Los años que tiene tu organismo definen tu edad biológica y reflejan la edad real que tiene tu piel y el resto de tus tejidos, tus órganos y todas las funciones que realizan. Se reflejan cuando te miras en el espejo, cuando se miden tus marcadores biológicos en las analíticas médicas, en la cantidad de energía que tienes y en tu estado de ánimo. Tu edad biológica depende de factores genéticos, de tus hábitos de vida y de tus creencias acerca del envejecimiento. Sí, como te explicaré más adelante, lo que tú piensas acerca del envejecimiento influye en la velocidad con la que tu organismo envejece. Impresionante, ¿verdad?

Por otra parte, hoy día a todos nos parece obvio que los hábitos de vida afectan enormemente al modo y a la velocidad en la que envejecemos. Asimismo, hasta hace poco se le había dado mucha importancia a los factores genéticos, pero te diré que su influencia en este proceso no es superior al 30%. El ADN es una especie de código de barras que contiene tendencias que se expresan de un modo u otro, pero esto no significa que necesariamente vayan a hacerlo. Tú tienes más control del que te imaginas, incluso a ese nivel genético, si gestionas correctamente tus hábitos cotidianos y tus emociones. Esta es la física y la química de la vida, y también el arte de vivirla. De todo ello trata este libro, al que bien puedes considerar, desde ahora, tu gran aliado antiaging.

¿QUÉ ES ANTIAGING?

Por antiaging entendemos el concepto que engloba una serie de conocimientos y actuaciones científicas, tecnológicas, estéticas y filosóficas que tratan del rejuvenecimiento y de la longevidad en plenitud de los seres humanos.

Desde la antigüedad se ha buscado el elixir de la eterna juventud. Las tradiciones milenarias desarrollaron conocimientos y prácticas eficaces en este sentido. En los inicios del taoísmo parecía ser frecuente vivir hasta los doscientos años en buenas condiciones. En el taoísmo de antigüedad media era fácil llegar a los ciento cincuenta años en muy buen estado. Luego, con la llegada de la civilización, la longevidad se fue acortando. Así pues, parece recomendable volver los ojos a la naturaleza para reencontrar en ella la armonía vital perdida en aras del progreso.

Sin embargo, también el progreso nos aporta en este siglo grandes beneficios capaces de prolongar nuestra vida más allá de los límites a los que estamos acostumbrados. La medicina biomolecular y la biogerontología prometen que en los próximos veinte años, gracias al desarrollo exponencial de la tecnología, se podrán manipular los factores distintivos del envejecimiento de la célula. Cuando llegue ese momento, el envejecimiento tal y como lo conocemos habrá terminado.

Además de intervenir directamente en el envejecimiento de la célula, la ciencia y la tecnología del siglo XXI están desarrollando ya en estos momentos la creación de órganos con impresoras 3D. Estos órganos de materiales sintéticos son después polinizados con células madre, por lo que se convierten en orgánicos y perfectamente compatibles. Estamos haciendo realidad lo que para nuestros abuelos era pura ciencia ficción. Bienvenidos a la revolución antiaging.

Antiaging es una palabra ampliamente difundida en el área de la cosmética y de los tratamientos estéticos. Significa «antienvejecimiento». Otra palabra vinculada a este mismo ámbito es *ageless*, que significa «sin edad». Implica que la edad ha dejado de ser evidente y relevante cuando la persona alcanza su plenitud física y mental, y aprende a mantenerse en ese punto, mientras permanece abierta a la evolución constante y a la sabiduría propia de la experiencia que da la vida vivida con consciencia.

Aun así, la palabra antiaging genera polémica y no pocas antipatías. Para muchos puede parecer que va contra la forma natural de envejecer. Yo no lo planteo como una lucha. Las luchas desgastan y envejecen. El rechazo a lo que es, la resistencia a lo que acontece, siempre genera sufrimiento, y el sufrimiento produce enfermedad y mayor envejecimiento.

Mientras se produzcan, hemos de aceptar los signos del paso del tiempo en nuestro organismo. Aceptarte incondicionalmente tal y como eres en este momento es uno de los pilares de la autoestima. La falta de aceptación, en cambio, mantiene cautiva tu energía, por lo que no dispondrás de ella para rejuvenecer. Porque tú puedes rejuvenecer. Rotundamente, tú puedes rejuvenecer. Pero para ello primero necesitas aceptar lo que eres en el momento presente porque, créeme, a lo que te resistes, persiste.

Sin embargo, aceptación no significa rendición. Al contrario, la aceptación es la plataforma de la transformación. Una vez que has aceptado de forma total y absoluta cómo eres en este momento, liberarás una gran cantidad de energía que podrás destinar a todo lo que voy a mostrarte para rejuvenecer.

La razón para querer hacerlo no es solo la de dar respuesta a una sociedad como la nuestra que profesa un culto exagerado a la juventud, sino, sobre todo, la necesidad íntima que tenemos las personas de bienestar físico, calma y claridad mental, belleza, sentimiento de plenitud y de mantener todo ello a lo largo de una vida cada vez más longeva.

El antiaging, como suelo repetir, nada tiene que ver con una moda frívola y superficial, sino que es una consecuencia de la maduración que hemos alcanzado como seres humanos; una consecuencia de los conocimientos que hemos desarrollado y del nivel de consciencia que hemos alcanzado acerca de nosotros mismos y de nuestras posibilidades como especie.

En ese escenario, con los medios y actuaciones antiaging, se diseñan protocolos clínicos capaces de rejuvenecer a las personas y prepararlas para una longevidad en plenitud. Estos protocolos son cada vez más potentes y eficaces, capaces no solo de ralentizar el envejecimiento sino, en muchos casos, de revertirlo. Como bien supones, estos protocolos son extensos y exigentes, y por ello difíciles de llevar a cabo con éxito si no se cuenta con un entrenamiento profesional. Es aquí donde el coaching aporta su valor añadido.

COACHING APLICADO AL ANTIAGING

Cuando hace quince años empecé a practicar el coaching profesional, en España casi nadie sabía lo que era. Hoy está de moda, y tanto las personas como las empresas lo demandan. Por si aún no lo sabes, el coaching es el método más rápido, más potente y más eficaz que se conoce en la actualidad para conseguir metas. Consiste en un proceso de crecimiento personal, en el que un coach profesional acompaña, entrena y prepara a una persona para que consiga un objetivo que desea y que, sola, no se siente capaz de lograr.

Con el tiempo, empezaron a venir a mi consulta de coaching personas que deseaban alcanzar objetivos que estaban relacionados directa o indirectamente con el rejuvenecimiento y la longevidad. Por ejemplo, querían dejar de fumar, adelgazar, cambiar de imagen, sentirse bien en su propia piel, aumentar la autoestima, controlar el estrés, gestionar las emociones tóxicas, ponerse en forma, incrementar la vitalidad, mejorar la sexualidad, desarrollar y mantener el empoderamiento a cualquier edad, sanar sus relaciones, disfrutar más de la vida, rejuvenecer... Para responder a esas demandas y motivada también por mi propio interés, pues yo misma me encontraba en una edad muy desafiante en términos de envejecimiento, me puse a investigar sobre el apasionante ámbito del antiaging.

Leí mucho, estudié y me formé en aspectos que completaban en ese campo mi formación previa en psicología y coaching. Me reuní con médicos de todas las especialidades implicadas: nutricionistas, endocrinos, ginecólogos, urólogos, dermatólogos, traumatólogos, oftalmólogos, neurólogos, de medicina estética, de medicina del deporte... Descubrí que, además, existían doctores especializados en antiaging. Ellos encontraban dificultades para que sus pacientes siguieran y mantuviesen las dietas, los ejercicios y tratamientos que ellos les prescribían, y me entendían perfectamente cuando les explicaba la aportación que el coaching podía ofrecerles en este sentido. El coaching era la pieza que completaba sus protocolos antiaging. En todos los casos se mostraron receptivos y entusiastas, y me invitaron a presentar ponencias en sus congresos, a entrar como miembro en sus sociedades y a formar parte de las actividades de estas.

Animada por el reconocimiento, empecé a desarrollar cada vez más mi método de Coaching

Antiaging. Incluiría todo lo que la medicina antiaging ofrecía en sus protocolos y, además, añadiría lo que las tradiciones milenarias, a través de las terapias de integración cuerpo-mente, nos proporcionan. Yo defiendo la integración de la medicina occidental, la medicina tradicional china, la medicina ayurvédica, la medicina homeopática, la medicina chamánica de las tradiciones americanas, la naturopatía... Afortunadamente, cada vez son más los médicos alopáticos que completan su práctica médica con otras aproximaciones terapéuticas.

Esto es, defiendo lo mejor de Oriente y de Occidente, aunando los conocimientos de las tradiciones milenarias con la vanguardia de la ciencia y la tecnología contemporánea. Estoy a favor de una medicina holística, integrativa e integradora, que tiene en cuenta todos los aspectos del ser humano. El lema podría ser «del ayurveda a la epigenética», siendo el ayurveda el sistema de medicina más antiguo que se conoce (la India, desde hace cinco mil años), y la epigenética (Conrad Hal Waddington, 1942, y Proyecto Genoma Humano, 2003), la ciencia que estudia la manera en que ciertos factores ambientales y estilos de vida (alimentación, ejercicio, emociones, etcétera) pueden determinar la expresión de ciertos genes.

En ese escenario nacieron mis programas SABVIA, Mayores en Crecimiento Permanente, dirigido a personas de más de setenta y siete años, y ¡ENJUVENECE!, para personas desde los treinta y cinco años en adelante. En ambos casos, aplico la potente metodología del coaching a un protocolo antiaging holístico (integral) que abarca todos los aspectos del ser.

Además de entrenar a las personas para el rejuvenecimiento y la longevidad en plenitud, también me dedico a la divulgación de la filosofía antiaging allí donde me invitan a hacerlo. Asimismo, ayudo a generar una mayor consciencia a través de mis redes sociales, mi blog, y ahora con este libro, de lo que dentro de poco será la nueva «normalidad». En breve empezaremos a dejar de hablar de envejecimiento para hablar de longevidad en plenitud física y mental. Prepárate para ello.

Estamos equipados para estar sanos y ser felices. Se puede vivir plenamente y con una juventud ampliada. Podemos vernos y sentirnos muy bien hasta edades avanzadas. Va a llegar un momento en el que podremos vivir plenamente, lúcidos y conscientes de principio a fin, aprovechando la última etapa humana con toda la consciencia, toda la vitalidad y el altísimo rendimiento del que somos capaces como especie. ¿Te apuntas?

Para terminar de ponernos en situación al inicio de este viaje al rejuvenecimiento y a la longevidad en plenitud, te conviene saber que la medicina antiaging del siglo XXI considera el envejecimiento como una enfermedad y se ha propuesto encontrar la sanación.

El objetivo de la medicina antiaging va más allá de la salud como hasta ahora se ha concebido: su meta final es poder proporcionar a las personas una «salud óptima», que es la que experimenta una persona cuando está en plenitud biológica, en torno a los treinta años. Como te decía anteriormente, los avances de la ciencia gracias al desarrollo exponencial de la tecnología, nos llevarán en poco tiempo más allá de lo que hoy consideramos posible.

Para conseguir el objetivo de la salud óptima, es preciso realizar las actividades de nuestra vida cotidiana de forma óptima, lo cual no implica dificultad, sino consciencia y naturalidad. También, ir «in-corporando» algunas actividades que quizá no estén aún presentes en nuestra vida. La mejor manera de realizar todo esto es con una actitud curiosa, optimista y deseosa. Esa es la actitud propia de todo buen viajero y explorador en la maravillosa aventura evolutiva que es la vida.

En este libro te ofrezco las siete claves antiaging y los tratamientos más eficaces. Cada apartado contiene frases inspiradoras, sugerencias y ejercicios de coaching que te facilitarán alcanzar el objetivo del rejuvenecimiento y la longevidad.

Las claves están asociadas a acciones que realizas en tu vida cotidiana: pensar, comer, moverse/parar, amar, sentir, gozar y actuar, así que te resultará un ámbito familiar y amigable. Si habías pensado que el antiaging era algo sofisticado y complicado, verás que más bien consiste en poner atención en todo lo que sueles hacer con la intención de optimizarlo.

¡Ah, se me olvidaba! En este viaje eres tú quien conduce. Yo no puedo conducir tu vida. Has de ser tú quien lidere tu proceso de rejuvenecimiento. Yo iré siempre a tu lado, de copiloto, informándote, indicándote, facilitando que generes mayor consciencia acerca de esta filosofía y estilo de vida antiaging. La consciencia dispara la responsabilidad para pasar a la acción. Trataré también de estimularte, inspirarte y motivarte. Confío en que así será. Para mí es un placer poder compartir contigo los valiosos conocimientos que he ido atesorando en los últimos años, dedicada a investigar lo que nos rejuvenece y nos hace longevos en plenitud.

¡Buen viaje hacia tu destino *ageless*, que coincide con la mejor versión de ti mismo!

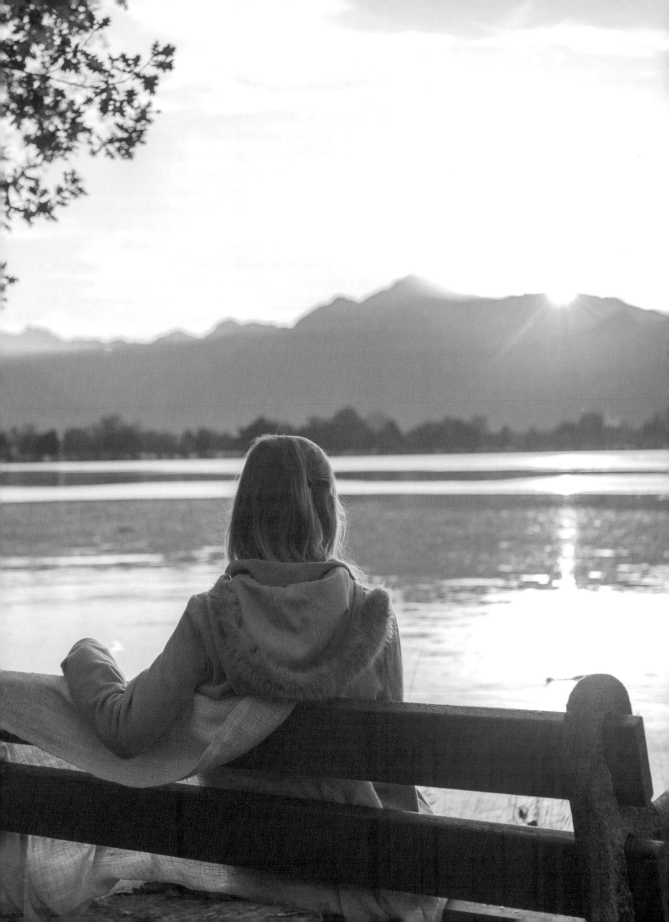

- Clave 1 -

PENSAR
PARA REJUVENECER

En este viaje hacia el rejuvenecimiento y la longevidad, el primer paisaje que visitaremos es el de la mente. En realidad, es un escenario muy familiar, pues vives en él la mayor parte del día. Si te fijas, todo pasa por tu mente, todo se procesa en ella. Parece imposible dejar de pensar. En Oriente, dicen que el pensamiento es como un mono saltando sin parar de una rama a otra, de una idea a otra, por asociación y muchas veces con reiteración.

La mente es la parte más evolucionada de nuestro cerebro, que cuenta con otros dos cerebros en la parte trasera, el emocional y el instintivo. Aunque más primitivos, veremos también cómo juegan un importante papel en el antiaging. La mente o cerebro superior (neocórtex) se sitúa en la parte delantera (prefrontal) del cráneo y es la sede del pensamiento y del lenguaje. Con estas dos herramientas altamente sofisticadas los humanos recreamos nuestra realidad. De ahí que sea

de vital importancia conocer y gestionarlas de forma adecuada.

La mente tiene una parte consciente con la que observamos y percibimos nuestra realidad. Esta parte no utliza por el momento más del 10% de su capacidad total, y aun así, con esa pequeña porción de consciencia, los seres humanos hemos logrado curar enfermedades, desarrollar la tecnología, explorar el espacio, etcétera. La mente es una potente biocomputadora con un sistema operativo ya instalado y con programas que vamos cargando desde nuestro nacimiento. Según sean los programas y nuestra habilidad como usuarios, así se irá configurando nuestra realidad particular.

La mente está poblada de pensamientos, ideas y creencias acerca de las cosas. Estas creencias están integradas en nuestros programas mentales, y son las que les dan poder.

Existen creencias poderosas en tu mente. Espero que sean muchas, porque te abren puertas, te brindan oportunidades. Por ejemplo, si consideras que eres inteligente, esa creencia te permite iniciar y desarrollar proyectos con confianza, presentarlos a otros de manera empoderada, saber que saldrás adelante en cualquier situación que se pueda presentar, etcétera.

En tu mente también hay instaladas creencias limitantes. Estas te cierran puertas, te inhabilitan para actuar como deseas. Por ejemplo, si opinas que las personas mayores de cincuenta años no se valoran en el mercado laboral, esa creencia será altamente limitante si tienes esa edad y estás sin trabajo. En una situación así, te costará movilizar a tus contactos para ofrecer tu experiencia; si te convocan para una entrevista, te sentirás inseguro y cometerás torpezas al pensar que te descartarán por la edad.

La buena noticia es que tú puedes cambiar tus creencias. De hecho, lo has estado haciendo a lo largo de tu vida: a los siete años creías en los Reyes Magos de Oriente, a los catorce pensabas que el primer amor duraba toda la vida, a los veinte imaginabas que lo sabías todo, ¿no es cierto? Además de esa forma natural y espontánea de ir mudando creencias, existen maneras conscientes de cambiarlas, como veremos más adelante.

El cambio de creencias es recomendable y muy saludable en la vida de una persona evolucionada. Las identidades no están cerradas, estamos en permanente proceso y progreso en la dirección de nuestra mejor versión. Estamos aquí para desplegar todo nuestro potencial durante esta gran aventura evolutiva que es la vida en la Tierra. Esa es la misión de nuestra alma.

CAMBIO DE PARADIGMA DEL ENVEJECIMIENTO

Hay creencias que son compartidas por toda la comunidad, o, como suele decirse, «por todo el mundo». A eso es a lo que llamamos paradigma. Los paradigmas no suelen ser revisados, sino que se dan por sentado, por asumidos: esto es así, es inamovible. El envejecimiento es uno de esos paradigmas: el organismo humano se deteriora con el paso del tiempo, los síntomas son visibles en el exterior y se pueden examinar y medir en el interior. Así ha sido siempre y siempre será.

Sin embargo, hay paradigmas que cambian. Por ejemplo, la Tierra era plana para las personas de la antigüedad. Durante siglos no se plantearon que pudiera ser de otra manera.

«Nada hay más poderoso que una idea a la que le ha llegado su momento.»
Victor Hugo

La creencia en la curvatura de la Tierra llegó de la misma manera que ahora lo ha hecho el cambio de paradigma del envejecimiento. La ciencia y la tecnología lo avalan, como te voy a ir mostrando.

Si deseas rejuvenecer te conviene cambiar este paradigma. Las palabras de Georg Christoph Lichtenberg, científico y filósofo alemán del siglo XVIII, siguen teniendo gran vigencia en la actualidad: «Nada nos hace envejecer con mayor rapidez que pensar con intensidad que nos hacemos viejos».

> **Piénsalo: ¿cuál es tu creencia acerca del envejecimiento? ¿Y acerca del rejuvenecimiento? Seguro que compartes esa creencia con mucha más gente, ¿verdad?**

> **Cierra los ojos. ¿Qué edad pensarías que tienes si no supieras los años que tienes? Escríbelo y quédate con esa sensación.**

¡TÚ PUEDES REJUVENECER VEINTE AÑOS!

Una de las reglas del coaching es que siempre hemos de plantearnos objetivos realistas; no es ético vender humo. En el coaching antiaging esto no es una excepción. Como te mostraré, en la actualidad es científicamente posible revertir la edad biológica de una persona hasta veinte años por debajo de la edad cronológica. Es, pues, un objetivo realista, alcanzable para cualquiera que así lo desee y esté dispuesto a llevar a cabo de manera óptima todos los aspectos de los que trata este libro.

La medicina antiaging dispone de analíticas especiales para medir los marcadores biológicos de envejecimiento. Con ellas se puede establecer cuál es la edad biológica de una persona a diferencia de la edad cronológica, que mide los años que llevas viviendo en la Tierra, tu edad biológica muestra la edad real de tu organismo, tu apariencia, cómo te sientes y cómo actúas. Tu edad biológica es la que determina cuánto vas a vivir.

Existen algunas personas que, de manera natural, tienen una edad biológica mucho menor que la que le correspondería por su fecha de nacimiento. Otras, cambiando sus hábitos de vida y realizando determinados tratamientos y terapias, pueden lograr revertir su edad y rejuvenecer hasta un máximo de veinte años. Los resultados se pueden observar no solo en el aspecto exterior, sino que también se sienten y, además, se pueden medir en las analíticas una vez finalizado el proceso.

¿Qué hay que hacer para lograrlo?, te preguntarás.

CREER y CREAR están solo a una letra de distancia.

Lo primero que tienes que hacer es creer que se puede. Porque, créeme: en este siglo, creer es

crear. Te hablaré de ello más adelante. Por ahora, para no desviarnos, continuemos con el cambio de paradigma del envejecimiento. Según este paradigma universalmente compartido, dentro de veinte años todos estaremos más viejos, ¿no? Pero ¿y tú qué crees?

> **¿Piensas que dentro de veinte años estarás igual, más joven o más viejo que ahora? Puntúa la respuesta que te des del 0 al 10 según lo seguro que estés sobre lo que hayas concluido.**

Tras responder esta pregunta, piensa en personajes conocidos con una edad biológica muy por debajo de la cronológica.

Entre mis modelos *ageless* favoritos se encuentra Stanislaw Kowalski, de ciento cuatro años, atleta y corredor de maratones en activo.

También Daphne Selfe, top model de ochenta y seis años, una mujer superestilosa. Ella y otras modelos de su generación se cotizan tanto últimamente entre las editoras de revistas de moda que algunas se están convirtiendo en verdaderas *it-girls*.

Me gusta romper el estereotipo y el *ageism* (discriminación por la edad para acceder al mercado laboral) citando el ejemplo de Barbara Beskind, de 90 años. Barbara trabaja desde hace dos años (¡la contrataron a los 88!) como diseñadora para IDEO, la empresa de Silicon Valley que creó, entre otros objetos célebres, el famoso primer «ratón» de Apple.

Los ejemplos son innumerables entre personas de sesenta, cincuenta y cuarenta años. Mencionaré solo dos ejemplos más para terminar de liquidar el estereotipo convencional del envejecimiento.

Hace unos meses, la revista *People* eligió a la actriz Sandra Bullock, de cincuenta años, la mujer más bella de 2015. Todo un ejemplo no solo de

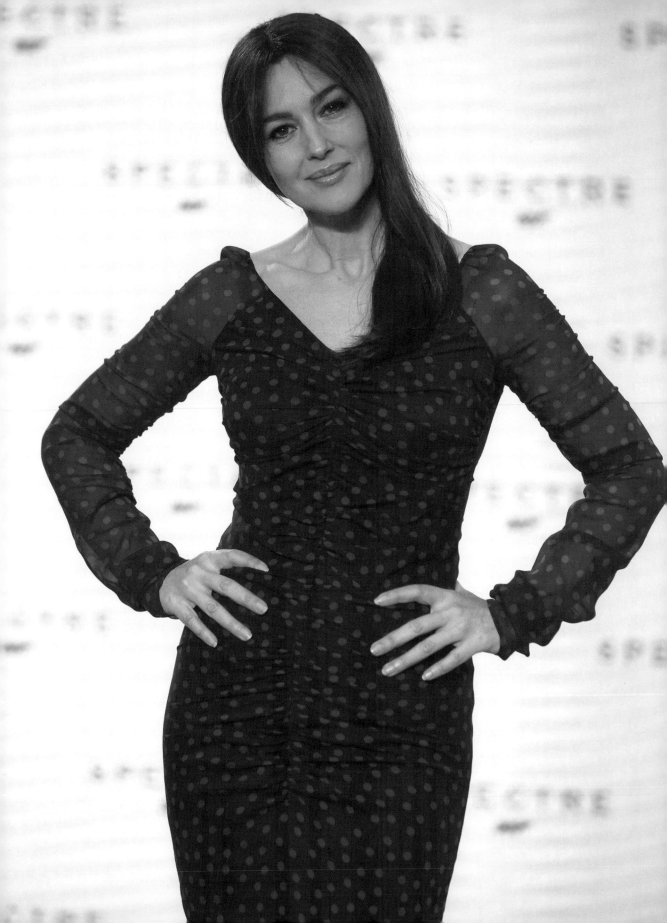

que los cincuenta son los nuevos treinta, sino de cómo la sociedad está cambiando los estereotipos hasta el punto de preferir a una belleza de cincuenta a otras de cuarenta, treinta y veinte años. Y, en la misma línea, Monica Bellucci, que ha cumplido cincuenta y dos, ha sido la «chica Bond» más madura (plena) de la historia de esta saga.

Casos como los anteriores van siendo ya tan frecuentes que pronto dejarán de ser noticia. Y eso es precisamente lo que yo pretendo al divulgar estos conocimientos: provocar y consolidar el cambio de paradigma del envejecimiento.

Ahora te sugiero que me acompañes a visitar los laboratorios de las universidades más prestigiosas del mundo y los centros de investigación científica y tecnológica más avanzados, pues el cambio de este paradigma se retroalimenta con los avances en esos ámbitos.

Te presento a los biogerontólogos Bill Andrews y Aubrey de Grey, dos de los científicos protagonistas de la revolución antiaging. Bill Andrews, biólogo molecular y gerontólogo estadounidense, ha centrado su carrera en buscar la «cura» al envejecimiento humano. En 1997 lideró el equipo de Geron Corporation, que fue el primero en identificar con éxito la telomerasa humana. Te hablaré de la telomerasa en el apartado de los tratamientos. Por ahora baste con decir que es una enzima imprescindible para el antiaging.

Aubrey de Grey, carismático y excéntrico gerontólogo biomédico de la universidad de Cambridge, suele acabar sus ponencias diciendo: «Procura mantenerte sano los próximos veinte años porque si lo consigues podrás vivir trescientos». Con ello se refiere a los avances científicos y tecnológicos que terminarán con el envejecimiento de la célula en las próximas dos décadas.

Cuando llegué al ámbito del antiaging hace unos ocho años, me sorprendía escuchar en los congresos y leer en las publicaciones científicas la cifra de ciento veinte años saludables como meta de la medicina antiaging. Con el paso del tiempo, en las revistas hemos leído eso de que los cincuenta son los nuevos treinta. Todo va muy deprisa, y la ciencia y la tecnología señalan aún más allá: los cien son los nuevos cincuenta y los trescientos años de vida es la nueva meta biológica para los investigadores del antiaging. ¿Te apuntas?

Podrás conseguirlo si te mantienes sano los próximos veinte años, tiempo a lo largo del cual la ciencia y la tecnología irán desarrollando e implementando todos los avances en áreas como terapia celular, terapia genética, glicación, criónica, nanomedicina, órganos artificiales (impresión 3D), nutrición, etcétera; así como en restricción calórica, ejercicio físico, radicales libres, antioxidantes, vida útil indefinida, mente y neuroplasticidad, senescencia, animación suspendida y otras fascinantes materias.

En los países más desarrollados, la generación que hoy tiene entre cincuenta y sesenta años ha logrado un considerable poder económico. Con estas edades, las personas aún se sienten muy vitales y no quieren envejecer, por lo que destinan gran cantidad de dinero a la industria de la salud, la estética y el bienestar, cada día en mayor expansión.

Mientras te mantienes sano para llegar a tiempo de poder disfrutar de los beneficios de una longevidad de entre ciento veinte y trescientos años en plenitud, tú ya puedes experimentar en el presente una salud excelente y revertir tu edad biológica hasta veinte años por debajo de tu edad cronológica. Estudios científicos muestran que la velocidad a la que envejeces depende solo en un 25-35 % de tu genética. El resto depende de ti. El coaching antiaging te ayuda a conseguirlo si estás dispuesto y pones todo de tu parte.

En este sentido, dedicar atención, tiempo y recursos a conseguir este objetivo no tiene nada de frívolo ni de superficial, sino que forma parte de una nueva filosofía de vida más consciente y feliz para personas que desean vivir muchos años en plenitud.

Es bastante probable que tu creencia haya variado o al menos lo haya hecho la puntuación respecto a la que te habías dado en el ejercicio anterior. Enhorabuena, estás consiguiendo dar el primer paso para cambiar el paradigma del envejecimiento, lo que te facilitará revertir tu edad biológica. Si no ha sido así, no te preocupes: cuando hayas terminado de leer este libro, tu creencia limitante acerca del envejecimiento habrá cambiado por la poderosa creencia de la longevidad en plenitud; ya lo verás.

ELIGE TU EDAD BIOLÓGICA

Escoge la edad biológica que deseas tener por debajo de tu edad cronológica, hasta un máximo de veinte años menos. Quizá te sorprendas al darte cuenta de que no deseas rejuvenecer tanto. A lo mejor lo que quieres es reducir solo cinco, siete o diez años. O es probable que no quieras revertir tu edad, sino que desees mantenerte como estás, en especial si aún eres muy joven y tu organismo se encuentra en muy buen estado. Tú eliges, aunque si pretendes disminuir más años tendrás que estar dispuesto a esforzarte más, lo cual no tiene que ser siempre necesariamente así; pero, por si acaso, tienes que estar dispuesto para ello.

El pensamiento tiene un extraordinario poder. Se lo hemos dado nosotros al prestarle toda nuestra atención. Ya dijimos que pasamos el día zambullidos en nuestros pensamientos, sin parar de pensar. Pues bien, usa el poder de tu pensamiento, ponlo a tu servicio para rejuvenecer, haz que sea tu aliado.

Al cambiar tu pensamiento, tú puedes cambiar tu vida.

Cada célula de tu cuerpo escucha y reacciona a lo que dice tu mente. Procura que tus pensamientos estén en sintonía con cómo quieres sentirte, cómo quieres verte y lo que deseas lograr. Ahora que has cambiado el paradigma del envejecimiento, o al menos estás en el proceso, y que sabes que es posible tener una edad biológica hasta veinte años menor que la cronológica, ya estás preparado para formular tu poderoso pensamiento rejuvenecedor.

El secreto para tenerlo todo es creer que ya lo tienes.

Te encuentras a un pensamiento de ser feliz.

En lo que se refiere al rejuvenecimiento, el objetivo de pensar bien es sentirse bien. Rejuvenecer es consecuencia de sentirse bien, y para ello debes gestionar bien los pensamientos. Como acabamos de proponer, las afirmaciones son poderosas. Puedes utilizar afirmaciones y visualizaciones para empezar a gestar en tu interior lo que deseas que se materialice en tu realidad exterior.

Prueba a crear afirmaciones como estas de Louise Hay, gran maestra en este arte:

«Me dispongo a cambiar y decido modificar mi manera de pensar.»

«Me siento sano.»

«Me siento joven.»

«Soy dueño de mi propio ser.»

«Me gusta mi pelo (o cualquier otra parte de tu cuerpo).»

«Me siento alegre, libre y feliz».

«Estoy aprendiendo a convertir el día de hoy en un placer.»

«Tengo una relación nueva y maravillosa conmigo mismo.»

«Bendigo a mi cuerpo con amor.»

«Expreso la alegría de vivir, me permito disfrutar totalmente de cada momento del día y rejuvenezco.»

La siguiente afirmación me parece indispensable y muy poderosa para empezar:

«Me quiero y me acepto total y absolutamente como soy en este momento».

Puede que al principio te resulte difícil, pero recuerda lo que te dije en la introducción: sin aceptación no hay cambio. La aceptación es la plataforma para la transformación y uno de los pilares de la autoestima. Practícala a diario.

«La curiosa paradoja es que, cuando me acepto como soy, entonces puedo cambiar.» CARL ROGERS

Acostúmbrate a usar afirmaciones positivas tanto al pensar como al hablar y formúlalas siempre en tiempo presente.

Además de las afirmaciones, otra gran inversión en tu bienestar, tu salud y tu rejuvenecimiento es practicar el pensamiento positivo. Según Martin Seligman, el padre de la psicología positiva, los pensamientos positivos actúan como barreras protectoras de los trastornos psíquicos y tienen efectos preventivos e incluso sanadores de las enfermedades del cuerpo y de la mente.

Creer que todo tiene solución no es optimismo, es talento.

A lo largo del día párate de vez en cuando a escuchar lo que estás pensando. ¿Es un pensamiento positivo o negativo? ¿Quieres que ese pensamiento afecte a cómo te sientes hoy y esté determinando tu futuro? Pregúntatelo, date cuenta.

El pensamiento positivo no es estar todo el día en los mundos de Yupi, viéndolo todo de color de rosa. La psicología positiva también estudia aspectos como la resiliencia, que es la capacidad de sobreponerse a la adversidad, la entereza para enfrentar los contratiempos y aprender de ellos,

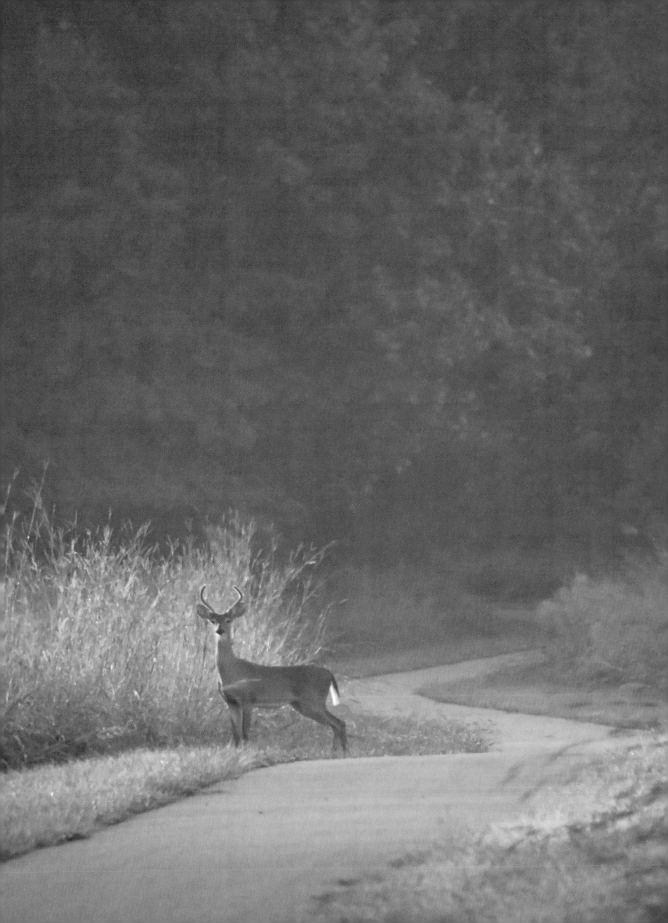

de manera que, lejos de debilitarnos, puedan llegar a fortalecernos.

> Piensa en alguna ocasión de tu vida en la que superaste una situación adversa. ¿Cómo lo hiciste? ¿Qué aprendiste de ello? ¿En qué aspecto te ha hecho más fuerte?

Toda crisis tiene una solución, una fecha de caducidad y una enseñanza para tu vida.

Si quieres revertir tu edad biológica, practica el optimismo y piensa en positivo. Acostúmbrate a mirar la botella medio llena en lugar de medio vacía. Siempre que te ocurra algo negativo, dale la vuelta y búscale la parte positiva. Aunque resulte difícil de creer, siempre, siempre hay algo positivo en una experiencia que, en un principio, parece negativa.

Puede que te rompas una pierna y te fastidie no poder ir por un tiempo al gimnasio, pero en las sesiones de rehabilitación o en los ratos de reposo obligado puede que decidas poner por fin en práctica las técnicas de relajación que tenías olvidadas, o te decidas a aprender a meditar, o escuches *podcasts* sobre algo que siempre has querido aprender, o encuentres al amor de tu vida en la sala de espera del fisioterapeuta...

Cuando cambiamos el modo en que miramos las cosas, las cosas que miramos también cambian.

> «Saber que toda situación trae consigo un mensaje para nuestra evolución le devuelve la magia a la vida. Le da sentido. No la vuelve más fácil, la vuelve mágica.»
> Jorge Schubert

Todo, absolutamente todo, lo que te pasa en la vida tiene un para qué, y ese «para qué» tiene que ver con tu crecimiento y evolución como ser humano. El objetivo es revertir la edad biológica sin frenar la evolución, y evolucionar es el proyecto de los seres humanos como individuos y como especie.

Si tus expectativas no se corresponden con la realidad, no te preguntes el porqué. Mejor pregúntate: ¿qué estoy aprendiendo?

> Trae a tu memoria tres situaciones negativas que te produjeron sufrimiento. ¿Qué dejaron de positivo en tu vida? Si aún no te resulta evidente, sigue explorando hasta encontrar lo que trajo cada una de bueno para ti ¿Qué aprendes de este ejercicio? Comprométete a buscar siempre lo positivo detrás de todo lo negativo que te acontezca.

Nadie más que tú tiene poder y autoridad sobre tu mente. Practica y ejerce ese poder pensando en positivo. Es un hábito que se aprende con la repetición.

Para materializar este o cualquier otro hábito que desees solo necesitas dos ingredientes:

1. INTENCIÓN. Debes tener claro lo que deseas. La intención significa información, es decir, todos los datos necesarios y relacionados con lo que deseas. Por ejemplo, si lo que quieres es pensar en positivo, la intención se crea con la información que ya posees acerca de todos los beneficios que conlleva hacerlo. Además, necesitas reunir más información sobre cómo lo ejecutarás:

- Creando o escogiendo afirmaciones poderosas e inspiradoras para repetir a lo largo del día.
- Creando contraargumentos convincentes a los pensamientos negativos más comunes

en tu mente para usarlos cada vez que aparezcan.

- Identificando las situaciones o los momentos en los que los pensamientos negativos suelen aflorar o dispararse, y tener previsto cómo evitarlos o usar los contraargumentos que ya tienes preparados.

Tener la intención es imprescindible, pero no es suficiente. Muchas se quedan solo en eso, buenas intenciones que nunca se realizan. Si quieres que esa intención clara y rotunda que tienes en mente se materialice, debes añadir el ingrediente final.

2. ATENCIÓN. Es la energía. Donde pones tu atención allí va tu energía. Si estás haciendo una actividad y no pones tu atención en ella, esa actividad no está recibiendo tu energía, por lo que no la llevarás a cabo con éxito, o solo de forma deficiente. Para que las cosas se materialicen de forma adecuada debes poner tu «atención» sobre tu «intención». Para adquirir el hábito de pensar en positivo necesitarás:

- Estar atento a los pensamientos negativos. Cada vez que te sientas incómodo, detente y pregúntate: ¿qué estoy pensando? A continuación, pon tu atención en aplicar el contraargumento o la medida que tengas prevista.
- Centrar tu atención periódicamente (cada una o dos horas) en las afirmaciones y pensamientos positivos que hayas seleccionado.
- Poner tu atención en lecturas, películas, vídeos y conversaciones con personas que transmitan mensajes positivos.
- Evitar lecturas, películas, vídeos o conversaciones con personas que transmitan mensajes negativos.

Recuerda que aquello en lo que fijas tu atención crece y se consolida.

Todo lo que tienes en tu vida es un reflejo de lo que tienes en tu mente. Si no te gusta tu vida, cambia tu forma de pensar.

Tenemos en la mente una serie de ideas que dificultan el pensamiento positivo. Son las llamadas «ideas irracionales», que suelen venir ya instaladas en nuestro sistema operativo. De ellas nos habla Albert Ellis. Para Ellis, son los esquemas mentales irracionales los que nos afectan de manera inconsciente y automática, determinando nuestros estados mentales y emocionales.

En realidad no se trata tanto de lo que nos pasa, sino de cómo interpretamos lo que nos pasa. Por ello, cambiando estas ideas se pueden generar nuevos estados emocionales más acordes con la realidad y no con nuestra interpretación de ella, y por tanto más racionales y realistas.

Ellis establece once ideas irracionales que te vendrá muy bien conocer, pues, si prestas atención, te darás cuenta de que alguna de ellas está detrás de cualquier malestar, disgusto o sufrimiento que padezcas.

Como sabes, el malestar y el sufrimiento debilitan y producen enfermedad y envejecimiento, por lo que te interesa mantener bien identificadas y bajo control esas ideas que los causan.

> **Durante un mes, siempre que te sientas enfadado, decepcionado, frustrado o triste, repasa la lista y reflexiona sobre cuál de las once ideas está en tu mente alimentando tu malestar. En cuanto te des cuenta de que esa idea es irracional, tu disgusto desaparecerá o disminuirá al instante.**

Tener esta relación de ideas irracionales a mano te ayudará hasta que te familiarices con el ejercicio, lo integres y lo practiques de manera natural, sin necesidad de acudir a ella:

- **1.** Resulta una necesidad extrema, para el ser humano adulto, ser amado y aprobado por cualquier persona representativa del entorno.
- **2.** Para considerarse valioso a uno mismo, uno debe ser muy competente, autosuficiente y capaz de lograr cualquier cosa en todos los ámbitos posibles.
- **3.** Cierta clase de gente es vil, malvada e infame y debería ser seriamente culpabilizada y castigada por su maldad.
- **4.** Es tremendo y catastrófico el hecho de que las cosas no vayan por el camino que nos gustaría que fuesen.
- **5.** La desgracia humana se origina por causas externas y la gente tiene poca capacidad o ninguna de controlar sus penas y perturbaciones.
- **6**. Si algo es, o puede ser, peligroso o temible, debemos sentirnos terriblemente inquietos por ello y pensar en todo momento en la posibilidad de que ocurra.
- **7.** Es más fácil evitar ciertas responsabilidades y dificultades en la vida que afrontarlas.
- **8.** Debemos depender de los demás y necesitamos a alguien más fuerte en quien confiar.
- **9.** La historia pasada es un determinante decisivo de la conducta actual; algo que nos ocurrió alguna vez y nos conmocionó debe seguir afectándonos indefinidamente.
- **10.** Debemos sentirnos muy preocupados por los problemas y las perturbaciones de los demás.
- **11.** Invariablemente existe una solución precisa, correcta y perfecta para los problemas humanos, y si no la encontramos sobreviene la catástrofe.

No las comentaré una por una, pues me basta solo con que puedas identificarlas cuando alguna de ellas se encuentre detrás de tu malestar, y que sepas que son eso, irracionales.

Sí que voy a detenerme muy brevemente en las tres ideas irracionales globales en las que Ellis recoge las once anteriores, que casi todos tenemos o hemos tenido en la mente causándonos problemas y fomentando el malestar y el envejecimiento:

- «Debo hacer las cosas bien y merecer la aprobación de los demás por mis actuaciones.» Te suena, ¿verdad?
- «Los demás deben actuar de forma agradable, considerada y justa.» ¡Cuántos disgustos acarrea tener siempre en mente la expectativa de que los demás han de comportarse de la manera que consideramos correcta!
- «La vida debe ofrecerme unas condiciones buenas y fáciles para que pueda conseguir lo que quiero sin mucho esfuerzo y con comodidad.» En otras palabras, las cosas tienen que salir bien a la primera. Menudo arrebato el nuestro cuando no es así. Por ejemplo, cuando se nos estropea el móvil, no nos podemos comunicar y el operador no nos ofrece una solución de inmediato, ¡qué escándalo podemos organizar!

Todas estas ideas son irracionales, pues evalúan a uno mismo, al mundo y a los demás con rigidez y dogmatismo. Los «debo», «debe» y los «tengo que» «tiene que», y demás exigencias absolutas son poco funcionales y generan problemas psicológicos y desdicha en todos aquellos que se ven supeditados por ellos.

Como ves, para rejuvenecer es mejor tener pensamientos racionales. La razón nos ayuda en la mayor parte de las ocasiones, aunque lo mejor es equilibrar la razón con el corazón. Esa es la

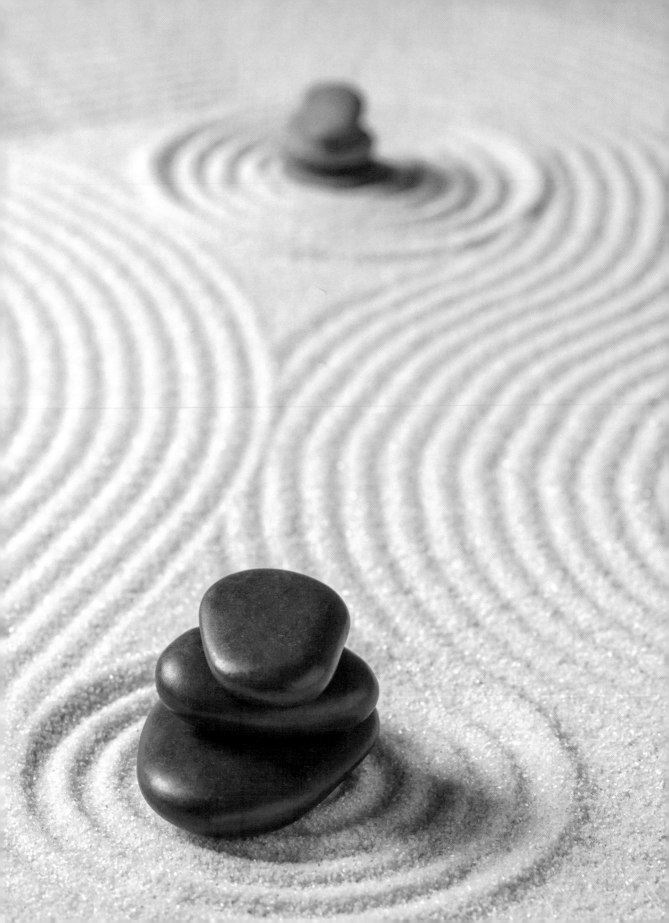

fórmula del equilibrio, de la armonía y de la felicidad que rejuvenece.

> «La persona más influenciable con la que hablarás todo el día eres tú. Por favor, ten cuidado con lo que te dices.» Zig Ziglar

> «Haz como si fueras una cámara: ENFÓCATE solo en lo importante, CAPTURA los buenos momentos, saca de lo NEGATIVO un aprendizaje REVELADOR, y, si las cosas no salen como deseabas, intenta una nueva TOMA.»
> Anónimo

LIDERA TU PROCESO DE REJUVENECIMIENTO ENTRENANDO TU MENTE

Después de haber visto la extraordinaria influencia que tienen los pensamientos en el rejuvenecimiento, te interesa mucho saber cómo mantener joven tu mente, la máquina generadora de esos pensamientos, el disco duro, y el magnífico cerebro en el que se asienta.

Hasta mediados del siglo pasado se creía que el cerebro era inalterable. Se pensaba que nacíamos con un número limitado de neuronas, que con el paso de los años se iban debilitando y muriendo, ocasionando el declive neurológico y cognitivo.

Sin embargo, los científicos de los años cincuenta del siglo pasado descubrieron dos aspectos que han revolucionado por completo el conocimiento acerca de nuestra mente y de nuestro cerebro y que suponen una aportación inestimable en el campo del antiaging. El primero se llama neurogénesis, según el cual nuevas neuronas siguen naciendo hasta el final de la vida, a condición de que cuides tu cerebro. El segundo aspecto está relacionado con el primero y se llama neuroplasticidad.

La neuroplasticidad es la capacidad que tiene tu cerebro para cambiar su estructura y su funcionamiento dependiendo de todo aquello que vivimos. El cerebro es hijo de la experiencia y padece cambios físicos en respuesta a la vida que llevamos. Porta las huellas de las decisiones que hemos tomado, lo que hemos aprendido y los actos que hemos realizado. Se trata, pues, de realizar actividades (experiencias) que generen el cerebro que deseas.

El cerebro dedica mayor espacio de la corteza a los comportamientos que más se practican o repiten y restringe el de las actividades que menos se realizan. En consecuencia, se pueden elaborar procedimientos para modelar tu cerebro con la repetición de tareas orientadas a desarrollar tu máximo potencial en la dirección que tú elijas. El cerebro es un gimnasio en el que la mente puede entrenar.

El aprendizaje y la repetición de una conducta, una habilidad física, una actividad lúdica o un ejercicio mental hacen que el cerebro instale los nuevos patrones necesarios. Con ellos no solo estarás aprendiendo prácticas que se te habían resistido hasta ahora (bailar, patinar, jugar al golf, dominar nuevos idiomas, cocinar, dibujar, cantar, resolver problemas abstractos, etcétera), sino que también estarás desarrollando tu cerebro y rejuveneciéndolo.

Para ello tendrás que aprender y repetir tareas concretas en la vida real, aunque hay indicios de que esculpir la mente es algo que también puede ocurrir sin ninguna participación del mundo exterior, ya que el cerebro igualmente puede cambiar como resultado de los pensamientos que hayamos tenido. ¿Ves, de nuevo, la relevancia de tus pensamientos? En este sentido, podemos comprobar el poder de las afirmaciones y, sobre todo, de las visualizaciones poderosas.

El cerebro no discrimina entre lo real y lo virtual. Si le das un estímulo, reacciona. Por ejemplo, si tienes una pesadilla mientras duermes, puede que te despiertes agitado, sudando y con el corazón desbocado. Si tienes un sueño erótico, puedes incluso llegar al orgasmo, ¿verdad? Ambas son realidades virtuales, pero tu cerebro y tu cuerpo actúan como si fueran reales debido a que el primero no distingue entre estímulos reales o imaginarios.

> **Si ahora te pido que cierres los ojos e imagines que estás mordiendo una rodaja de limón, aunque esta no sea real tu boca segregará saliva y tus órganos producirán los ácidos necesarios para mantener el pH cuando el estómago reciba su jugo. Deja de leer por un momento y haz la prueba. ¡Limón imaginario, reacción real! Las células pueden ser «engañadas» en nuestro beneficio cuando cambiamos la percepción.**

¿Te das cuenta del juego que puede ofrecer este hecho? No solo tu vida, también tu cerebro puede cambiar como resultado de los pensamientos que tengas. El sistema cuerpo-mente-emoción es una maravilla.

Para aprovechar la plasticidad de tu cerebro, necesitas ejercitarlo en el aprendizaje de los nuevos comportamientos y habilidades que deseas instalar tanto de manera real como imaginaria. Estos son los beneficios que podrás obtener:

- Lograr eficacia cognitiva y emocional.
- Alcanzar el máximo rendimiento cerebral.
- Generar entusiasmo y felicidad.
- Aprender destrezas que se nos habían resistido hasta ahora.
- Superar el malestar mental.
- Curar enfermedades mentales.
- Rejuvenecer.

Si no ejercitas el cerebro se anquilosa y empieza a declinar. Continúa siempre aprendiendo y haciendo cosas nuevas, juega al ajedrez y a otros pasatiempos estimulantes, resuelve jeroglíficos, cambia tus rutinas (escribe con la otra mano, vístete en distinto orden, ve al trabajo por una ruta diferente, etcétera) o medita. Con ello lograrás mayor vitalidad, más capacidad de atención, memoria, claridad y la posibilidad de desplegar todas las facultades de la mente.

La alimentación, el ejercicio físico y en general todos los demás aspectos que vamos a ir explorando en las diferentes claves colaboran de manera importante en el desarrollo y en el mantenimiento de la mente. Una mente sana genera pensamientos sanos.

Junto con estos, el lenguaje es el otro gran logro del cerebro humano. Cuida siempre tus palabras al hablar, pues tienen un gran poder. Las palabras contienen la energía del quinto chakra, que se relaciona con la comunicación y también con la realización y la materialización de los pensamientos que comunicamos con ellas. Más allá de su significado religioso, la Biblia dice: «El verbo se hizo carne». El verbo, es decir, la palabra, se convirtió en algo real. Dicho de otro modo, las palabras tienen el poder de materializarse. Por eso, cuídalas.

> «Cuidado con la palabra "PERO", que niega todo lo que viene antes; cuidado con la palabra "INTENTAR", que presupone la posibilidad de fallar; cuidado con "NO PUEDO", que da idea de incapacidad personal; cuidado con las palabras "DEBO", "TENGO QUE" o "NECESITO", que presuponen que algo externo controla tu vida... Habla siempre en positivo y en tiempo presente.»
>
> Anónimo

EL REJUVENECIMIENTO OCURRE SIEMPRE EN EL PRESENTE

Si te fijas, la mente casi siempre produce pensamientos que corresponden al pasado o al futuro: «qué bonito fue...», «me dolió lo que me dijo...», «me he sentido fatal...», «se me olvidó decirle...»; o «luego tengo que ir...», «cuando salga de aquí me pasaré por...», «la semana que viene...», «ojalá que...», «el mes que viene...», «las próximas vacaciones...», etcétera. La mente casi nunca está en el presente, en el AQUÍ y AHORA. Sin embargo, el presente es lo único que de verdad existe. El pasado solo se encuentra en tu memoria, y el futuro aún no es. El presente es lo único real, y, además, es la matriz en la que puedes crear, sí, crear, tu vida.

Los pensamientos que te llevan a añorar, entristecerte, sentirte culpable, o sentir desasosiego, preocupación, miedo o ansiedad por lo que pueda suceder, te sacan del aquí y del ahora, que es donde de verdad ocurre la vida. No te la pierdas, mantente presente. La presencia, tu presencia, es el mejor regalo que puedes darte y dar a los demás.

El rejuvenecimiento es vida y solo hay vida real en el presente. Deja de vivir virtualmente, confinado en tus pensamientos, rebobinando del pasado al futuro y viceversa. Aprende a instalarte en el aquí y el ahora. Verás que este último es un regalo, y que por ello le llamamos «presente». En él no existe el sufrimiento. Puede existir dolor, pero no sufrimiento. El dolor es físico, orgánico, visceral. Se siente en el cuerpo cuando nos dañamos con algo o por la pérdida de alguien o algo que apreciamos mucho. El dolor es necesario y nutritivo para nuestras vidas, y tiene fecha de caducidad. El sufrimiento, por el contrario, es mental, psicológico, provocado por la negación y el rechazo de lo que es, de lo que pasó o de lo que podría pasar. El sufrimiento puede prolongarse durante años, amargarte la existencia, enfermarte y, desde luego, envejecerte.

> «Si estás depresivo, estás viviendo en el pasado.
> Si estás ansioso, estás viviendo en el futuro.
> Si estás en paz, estás viviendo en el presente.»
>
> Lao-Tse

Los humanos no podemos evitar el dolor, pero el sufrimiento sí que es opcional. Si deseas evitarlo y rejuvenecer, aprende a instalarte en el momento presente, vibra en él.

Aquí y ahora te propongo un ejercicio que puedes empezar enseguida.

La próxima vez que te laves las manos, en lugar de pensar en diversas cosas mientras tanto, suelta los pensamientos y zambúllete en la acción: enfoca toda tu

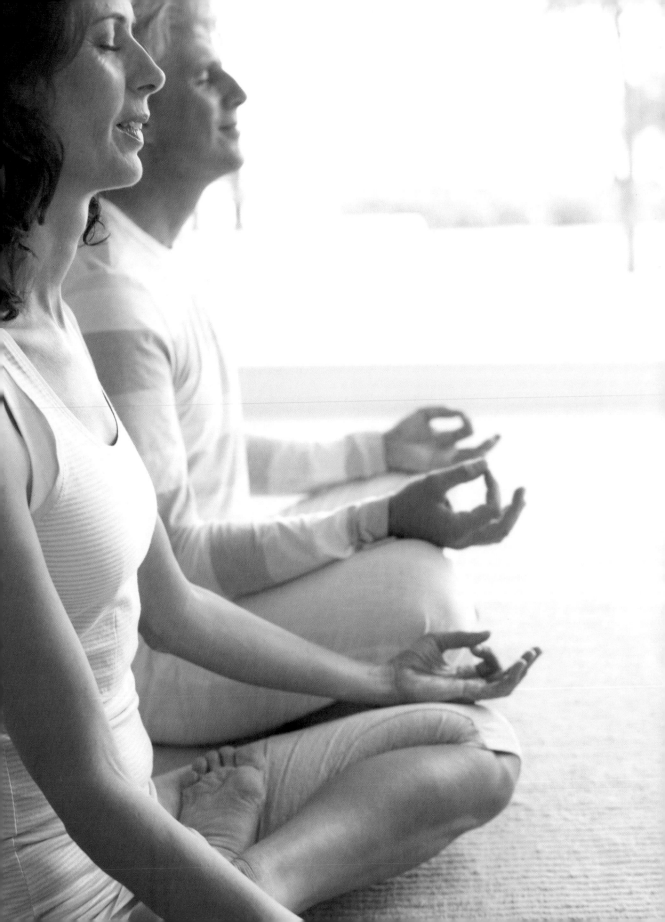

atención en la sensación del agua en tus manos, su temperatura, la intensidad y el sonido del líquido al caer; nota el jabón deslizarse por tus manos, siente su textura, percibe el aroma. Durante los segundos que dure esa actividad, procura no intelectualizarla pensando si el olor es del aceite de argán que contiene el jabón y que te recuerda el viaje a Marruecos. En cuanto te des cuenta de que te has puesto a razonar, suelta el pensamiento y vuelve solo a las sensaciones.

Esta experiencia es sumamente sensorial y encantadora; verás cuánto la disfrutas. Prueba a repetirla siempre que te laves las manos. Cuando ya te hayas familiarizado con ella, puedes ampliarla a la ducha y convertir también ese acto diario en un momento mágico de sensaciones que te conecta con la vida en tiempo real.

Elige este preciso instante, ahora mismo, y piensa en él como si fuera todo el tiempo que existe.

La práctica del aquí y del ahora es ya en sí misma una forma de meditación en movimiento, una meditación dinámica: si lees, lee; si cocinas, cocina; si comes, come; si bailas, baila. Eso y nada más que eso.

> «Correr, bailar, nadar, cualquier cosa puede ser una meditación. Mi definición de meditación es: "siempre que tu cuerpo, tu mente y tu alma están funcionando juntos en ritmo, eso es meditación."» Osho

HORA DE MEDITAR: CONVIERTE TU MENTE EN TU ALIADA

La actividad de pensar resulta de gran utilidad en muchas ocasiones, pero en otras genera un sinfín de problemas. Me refiero a los pensamientos negativos, recurrentes, obsesivos... En esas situaciones resulta difícil detener la mente y centrar la atención en otra cosa. Solemos llamarlo «comerse el coco», «rayarse», «emparanoiarse»... Si ocurre con frecuencia te hace desdichado, te intoxica y te envejece.

Tu mente es una máquina colosal y maravillosa a tu servicio. Lo que sucede es que se han invertido los términos y acabas siendo tú quien está al servicio de ella, obligado a pensar sin parar, y gran parte del tiempo sin poder elegir lo que piensas.

De ese modo, en lugar de pensar los pensamientos, los pensamientos acaban pensándote a ti. Acabas creyéndote que eres lo que piensas, vives en todo momento dentro de la mente. Pero tú no eres tus pensamientos... tú eres mucho más que lo piensas. Tú puedes elegir qué pensar y cuándo hacerlo. Puedes decidir detener tu mente, desconectarla mientras te mantienes consciente. Eso es meditar.

La meditación es una actividad con enormes beneficios para la mente, el cuerpo y las emociones, de inestimable valor si quieres rejuvenecer y llegar a ser longevo en plenitud. Se trata de una práctica milenaria y a la vez enormemente actual. Su versión más occidentalizada y contemporánea, el *mindfulness,* se está convirtiendo en una «tendencia» seguida cada vez por más personas.

Meditar es la práctica de habitar el presente con atención plena. La vida ocurre en el aquí y el ahora. ¿Dónde y cuándo sino? ¡Nada más existe! Meditar, como dice con gran belleza el maestro Dokusô Villalba es sentarse y sentirse. Tomar consciencia de la respiración, de las sensaciones del cuerpo, de los pensamientos y de las emociones que pueden surgir, sin quedarse enganchado en nada de eso.

Más allá de un camino espiritual, que también lo es para quien así quiera vivirlo, meditar es una práctica de higiene mental con innumerables ventajas para las personas que quieran tener el control sobre sus pensamientos y sentirse dichosamente conectadas con la vida.

Practicando la meditación, aprendes a controlar tu mente y a enfocar la atención allí donde tú desees. Te resultará de enorme utilidad en esa reunión tan importante de la oficina, cuando trabajas en un proyecto profesional, cuando estudias, etcétera. Además, meditar te proporciona una perspectiva nueva para observarlo todo con ecuanimidad, que es una cualidad de la mente superior.

«Practiquen la meditación. Es algo fundamental. Una vez que se la disfruta, ya no se la puede abandonar, y los beneficios son inmediatos.» DALAI LAMA

Si aún no practicas la meditación, iníciate cuanto antes para obtener todos estos beneficios para tu salud y tu rejuvenecimiento:

- Disminuye la hipertensión.
- Reduce el estrés y la ansiedad.
- Permite gestionar las emociones, reduciendo la toxicidad que estas generan en el organismo.
- Desarrolla la atención y la concentración.
- Permite dormir mejor.
- Aumenta en un 40 % la telomerasa, una enzima que regula el envejecimiento biológico al proteger el largo de los cromosomas.
- Aumenta la producción de DHEA, conocida como la hormona de la juventud.
- Ayuda a dejar de fumar y a mantener la abstinencia.
- Proporciona mayor control sobre uno mismo.
- Produce calma y claridad mental.
- Amplía la consciencia.
- Ayuda a evolucionar.

Siéntate cómodamente, cierra los ojos y centra toda tu atención en tu respiración. Enfócala en la entrada y la salida del aire. Siente cómo el aire entra, siente cómo el aire sale. Como si fuera lo más importante del mundo en este momento, sigue el recorrido del aire y de las sensaciones que genera al pasar por las fosas nasales y a lo largo de todo su camino dentro del cuerpo. En la espiración continúa con toda tu atención concentrada en el recorrido del aire al salir. Cuando lo hayas expulsado todo, cuenta 1. Luego repite exactamente lo mismo y cuenta 2, y así hasta 10. Continúa respirando en series de 10 hasta completar el tiempo que hayas decidido dedicar a la práctica: un minuto, tres minutos, cinco minutos, diez minutos, veinte minutos, treinta minutos... Si durante el ejercicio tu atención se distrae con algún pensamiento, no te inquietes. Tan solo, en cuanto te des cuenta de que te has puesto a pensar, en lugar de mantener tu atención en el pensamiento y seguir su curso, suéltalo y vuelve a centrar toda tu atención en la respiración.

¿A qué esperas para sentarte a meditar? ¡Te alegrarás toda tu larga vida!

Y TÚ, ¿PARA QUÉ QUIERES REJUVENECER?

El coaching es, entre otras cosas, el arte de plantear preguntas. Son preguntas poderosas capaces de hacerte más consciente y responsable para pasar a la acción. Una de las primeras preguntas del coaching es «¿qué?». Por ejemplo, ¿qué es lo que quieres?

Otra de las preguntas iniciales es «¿para qué?». Que tengas claro para qué quieres lo que quieres nos proporciona una valiosa información de cara al proceso que se inicia, y le otorga sentido y dirección. Además, el «para qué» tira de ti, te estimula y te motiva a ir hacia delante, pues suele estar asociado a tus valores personales, a las cosas que más te importan.

> **Escribe una lista con todos los «para qué» que se te ocurran acerca de tu deseo de rejuvenecer. Reúne un mínimo de 10.**

No puedo cerrar esta primera clave sin mencionar que la mente y el cuerpo están integrados, forman un todo. Todo lo que pensamos tiene un efecto sobre el cuerpo, se somatiza, y todo lo que hacemos en o con el cuerpo (comer, ejercicio, un masaje, reír, etcétera) tiene un efecto sobre la mente y sus pensamientos. El coaching antiaging es holístico; se basa en la integración cuerpo-mente. Por eso, aunque nos dispongamos a recorrer las siguientes claves del rejuvenecimiento y la longevidad en plenitud, la mente nos acompaña y se integra con todas ellas.

Tus pensamientos construyen tu vida, elígelos bien.

¡Pensamos, luego rejuvenecemos!

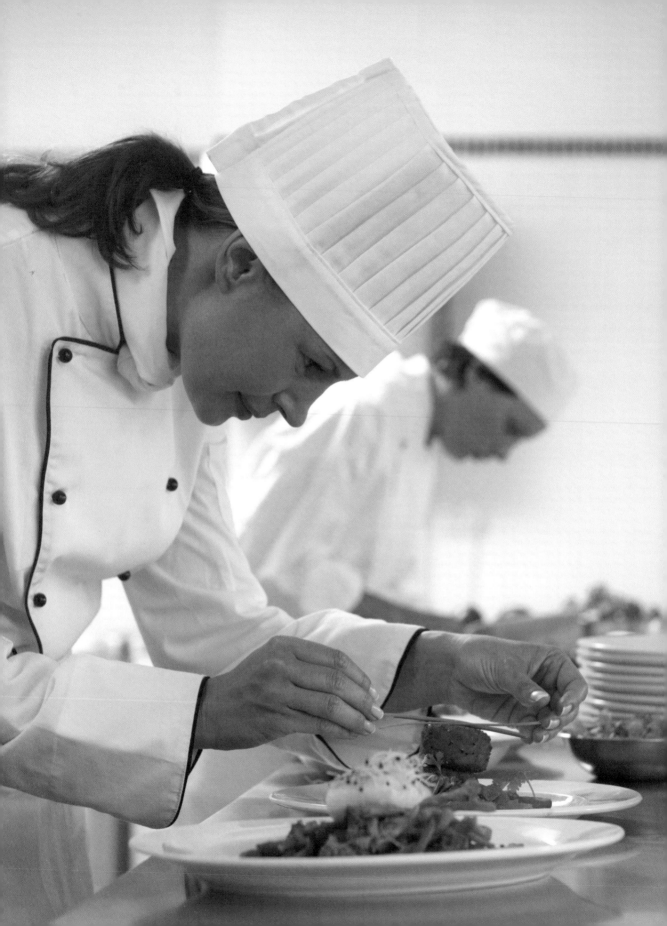

- Clave 2 -

COMER
PARA REJUVENECER

Al iniciar esta segunda etapa de nuestro viaje hacia el rejuvenecimiento me gustaría saber si te gusta comer, si disfrutas cuando lo haces. También querría preguntarte: ¿qué comes?, ¿cómo lo comes?, ¿cuánto comes?, ¿cuándo comes? Todos ellos son aspectos importantes relacionados con la nutrición antiaging.

A mí me encanta comer, y disfruto con todo lo relacionado con ello, como ir a los mercados y seleccionar lo que mejor me sienta (porque yo lo valgo). De vuelta a casa, organizo la compra en el laboratorio antiaging que es mi cocina. En primer lugar coloco al fresco lo perecedero, y ordeno lo demás en las estanterías y armarios. Dejo algo a la vista que me proporcione placer contemplar por su color, aroma y características. Son contenedores de vida que me proveen de salud, rejuvenecimiento y longevidad. Soy muy consciente de ello, y, por eso, trato de sacar aún más provecho a las maravillosas propiedades que poseen los

productos que he comprado. Para mí los alimentos son joyas, tesoros comestibles, y eso es lo que procuro transmitir a mis clientes.

Es verdad que somos literalmente lo que comemos. Eres la lechuga, el tomate, la cebolla morada y el pimiento amarillo de la ensalada. Cada alimento posee una información, una fórmula, un código químico que tu cuerpo, que también es química, reconoce, incorpora y hace suyo. Si comes calidad, crearás un cuerpo de calidad. Sé muy consciente de lo que entra en tu cuerpo porque se convierte en tu cuerpo.

Una vez que mi compra está dispuesta, disfruto mucho cocinándola. Siempre me ha gustado cocinar; me viene de familia. Con el tiempo, he ido evolucionando a una cocina muy natural, fácil y poco elaborada. Los alimentos pierden nutrientes y energía a cada paso cuando se les procesa, y el antiaging es una cuestión de energía, de buena energía. Me encanta idear la combinación de nutrientes de cada plato. Como te contaré más adelante, es importante que cada plato contenga todos los nutrientes esenciales. Además, procuro preparar mi comida con tranquilidad y buen estado de ánimo, pues la energía del cocinero también se transmite a los alimentos.

Cuando llega el momento de comer, lo hago con la atención puesta en lo que como, y, si estoy con más personas, me centro en la compañía y el entorno, evitando interferencias de cualquier otra clase (televisión, vídeo, críticas, discusiones, preocupaciones...). Me deleito con los sabores y me produce un placer añadido conocer los beneficios que me aportan. Por supuesto, me siento enormemente agradecida por poder acceder a ese tesoro. Cada ser humano tendría que tener derecho a ello, es un *must* que hemos de lograr.

En vez de empezar una dieta que terminará algún día, comienza un estilo de vida que dure para siempre.

Como afirma el doctor Deepak Chopra, uno de los mayores exponentes de la medicina integrativa y uno de mis maestros: la alimentación ha de ser «deliciosa, fácil y sostenible». ¡Por supuesto!

No estoy a favor de las dietas con fecha de caducidad. Estoy hablando de un modo de comer para toda la vida, una filosofía antiaging. Sería difícil mantener siempre una alimentación que no fuera deliciosa. Comer es una necesidad básica y también un placer. El placer y el sentido del gusto están asociados a nuestro segundo centro energético (segundo chakra), que es vital para nuestra salud física y emocional. Hormonas importantes dependen de ello, y estas tienen mucho que ver con el rejuvenecimiento.

La alimentación antiaging también ha ser fácil y sostenible. En nuestra vida diaria todo se complica cuando tenemos que dedicarle mucho tiempo. Si a la hora de cocinar tuviéramos que recurrir a preparaciones laboriosas y complejas, la mayoría de las veces nos quedaríamos sin comer o terminaríamos con lo primero que encontrásemos, y esto no interesa para nuestro objetivo antiaging.

Con lo de sostenible me refiero a una alimentación que sea exportable, en el sentido de que puedas mantenerla en la oficina, cuando sales con amigos o vas de viaje o de vacaciones.

Una vez dicho esto, quiero aclarar que la alimentación antiaging es un proceso que irás aprendiendo, asimilando e integrando poco a poco. Cada paso que des te preparará para el siguiente. Confía. Es un proceso perfectamente natural que se articula con amabilidad, sin agobios. El cuerpo va respondiendo con agradecimiento, pues le estás dando aquello que más necesita para florecer. Empezarás a sentir pronto los beneficios en tu sistema cuerpo-mente-emoción y eso te animará a ir avanzando y progresando sin prisas, pero sin pausas.

Es importante que no te angusties si no puedes incorporar algo de lo que mencionemos aquí, pensando que si no comes como te estoy sugiriendo te estás envejeciendo. Como vimos en la clave anterior, los pensamientos tienen un extraordinario poder, y si te obsesionas con que estás comiendo mal, tus células, que lo escuchan todo, obedecerán marchitándose.

«Comer es una necesidad, pero comer con inteligencia es un arte.»
La Rochefoucauld

Se trata, pues, de aproximarse a la nutrición antiaging con una actitud también antiaging: curiosa, exploradora, con ganas de aprender y proactiva, para ir incorporando las mejoras de la manera más amable y respetuosa contigo mismo.

QUÉ, CÓMO, CUÁNTO Y CUÁNDO COMER PARA REJUVENECER

A menudo, la mayoría de la gente está muy interesada en «qué» comer para sentirse y verse estupenda. Yo propongo que también exploremos el cómo, el cuánto y el cuándo. Estos aspectos acaparan menos atención, pero son asimismo importantes si lo que se desea es alimentarse con la excelencia que el antiaging requiere.

De igual forma, es imprescindible conocer y responsabilizarse acerca de lo que se debe evitar. Qué alimentos, sustancias y acciones no nos nutren, sino, por el contrario, nos intoxican, enferman y envejecen. En realidad, es por aquí por donde te recomendaría empezar. Tiene sentido dejar de ensuciar y disponerse a limpiar el organismo en primer lugar. Lo que ocurre es que hay personas a las que les estimula más comenzar por lo positivo e ir ganando confianza, sabiendo que están adquiriendo nuevos hábitos saludables. Eso les facilita la integración, a veces de manera natural e intuitiva, de lo que conviene evitar cuando más adelante el proceso te pide dejar de «tomar», sí o sí, lo que te perjudica.

En este punto te propongo que elijas si prefieres empezar por lo que te conviene comer o por lo que te conviene evitar. Si eliges lo último, sáltate este apartado y ve a «¡Fuera toxinas!», que encontrarás en la página 67, para aprender sobre todo lo que te conviene descartar en tu alimentación antiaging y sobre cómo limpiar tu organismo. Luego, podrás regresar aquí y seguir avanzando.

QUÉ COMER PARA REJUVENECER

Hidratos de carbono, proteínas y grasas en cada comida

Recomiendo combinar con equilibrio en cada comida los hidratos de carbono, las proteínas y las grasas. Son los tres grupos de «macronutrientes» que tu sistema cuerpo-mente necesita para funcionar correctamente y mantenerse en perfecto estado. La proporción adecuada, desde mi perspectiva antiaging, quedaría a mitad de camino entre la que propone la dieta mediterránea y la dieta de la zona (doctor Barry Sears). Para mí, la combinación equilibrada y evolutiva antiaging sería la siguiente: un 50-55 % de hidratos de carbono, un 25-30 % de proteínas y un 20-25 % de grasas. Dependiendo de cada persona, de su grupo sanguíneo, de su tipología metabólica o «dosha», la proporción puede variar. En la medicina ayurvédica los tipos metabólicos se llaman «doshas», y se refieren a las características exclusivas de tu combinación física, mental y emocional.

Todos somos diferentes, así que lo ideal es tener como base la información sobre lo que resulta más saludable y rejuvenecedor en general, y luego tender a una alimentación personalizada que tenga en cuenta las características orgánicas de cada uno.

Tomar la proporción adecuada de carbohidratos, grasas y proteínas, para tu sistema cuerpo-mente-emoción, es una forma más natural e intuitiva de alimentarse. Sabrás cuándo encuentres la proporción correcta para ti porque te sentirás fenomenal. Lo mejor sería que acudieras a un profesional para determinar cuál es exactamente tu tipología. Para una aproximación rápida existen diversos tests que encontrarás con facilidad por internet, y que una vez cumplimentados te proporcionan cierta información al respecto. También

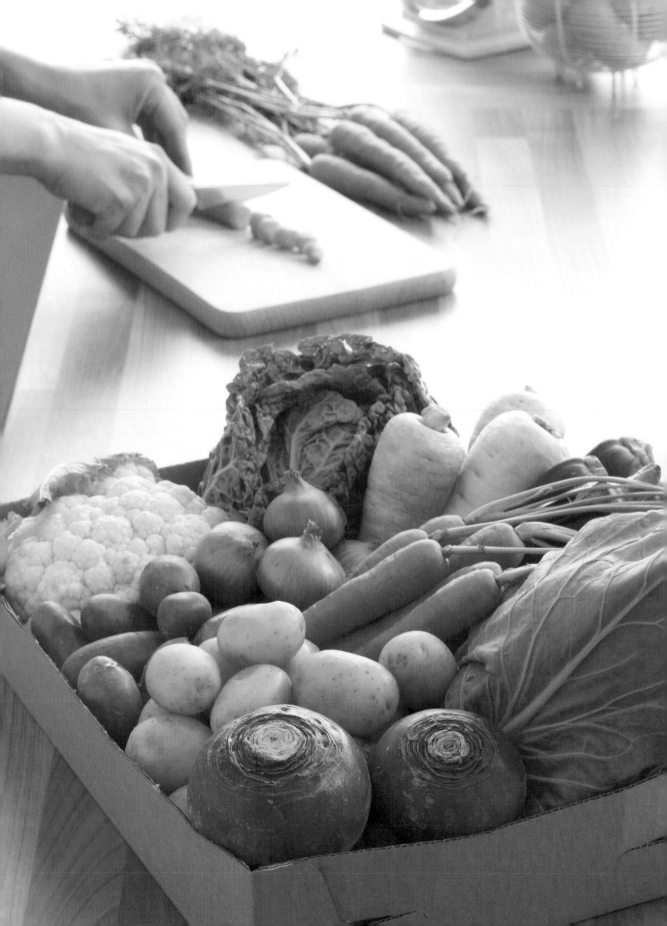

podrás encontrar cuestionarios que determinan cuál es tu «dosha».

Sea cual sea tu tipología nutricional, necesitas identificar y familiarizarte con las tres familias de macronutrientes. Siempre conviene conocer lo que se quiere administrar, y si deseas rejuvenecer necesitas gestionar de la mejor manera tu alimentación.

Hidratos de carbono

Hidratos de carbono es la familia de macronutrientes que tu organismo necesita en mayor cantidad. En términos generales, entre el 50-55 % de lo que comes cada día, ya que te proporcionan el combustible para vivir. Proveen de energía inmediata a tus células y también de energía de reserva. Son imprescindibles para mantener la actividad del cerebro, los músculos, la presión de la sangre, la temperatura del cuerpo y el correcto funcionamiento del intestino, y juegan un papel vital en la asimilación (metabolismo) del resto de los nutrientes.

En antiaging nos interesan los llamados hidratos de carbono complejos, que son los que se encuentran en las verduras, las hortalizas, las frutas, las legumbres y los cereales integrales. Estos alimentos son muy ricos en nutrientes, vitaminas, minerales y fibra. Sus hidratos complejos son absorbidos con lentitud por el torrente sanguíneo, y proporcionan energía estable (sin picos) durante más tiempo al mantener los niveles de azúcar en sangre. La fibra, además de ayudar a que estos sean estables, regula el tránsito intestinal, favorece la microbiota (flora intestinal) y fortalece el sistema inmunológico.

Los hidratos de carbono complejos con fibra que se encuentran en los vegetales y la fruta son los que más te conviene ingerir si quieres rejuvenecer.

> «Los vegetales son la única cosa viva en el mundo capaz de transformar la luz del sol en el alimento que todas las criaturas pueden consumir.»
> VICTORIA BOUTENKO

Las verduras y hortalizas encapsulan para ti la energía del sol hecha alimento. ¡Qué regalazo! Además, son los hidratos de carbono con menos calorías, tenlo en cuenta y dales espacio a la hora de idear las proporciones de tus platos.

Como recurso, la canela recién molida puede reducir el índice glucémico de una comida en un 25 %. Una cucharadita de té sería suficiente para reducir la glucosa en sangre, así como el colesterol malo y los triglicéridos. Hay que tener presente que también puede tener efectos anticoagulantes, así que se debe reducir la dosis o no tomarla si esto supone un problema.

En el terreno de las frutas, te recomiendo dosificar las más dulces para controlar la cantidad de azúcar (la fructosa que contienen) y favorecer a todas las demás, en especial los frutos rojos.

Como contienen más azúcar, te sugiero que tomes más vegetales que frutas. Come al menos seis porciones de verduras y de una a tres porciones de fruta al día. Una porción es igual a media taza o una taza completa si la verdura es de hojas, ya que abulta más. Consume durante el día verduras y frutas de colores diferentes y vibrantes para garantizarte la variedad de nutrientes que contienen. Este tipo de alimentos son, a nivel nutricional, una muy buena fuente de carbohidratos complejos cargados de vitaminas esenciales y minerales, muchos de de los cuales son maravillosos antioxidantes. Te hablaré de esto un poco más adelante, en este mismo capítulo.

Comer frutas y vegetales aumenta tu dosis de fibra. Necesitas fibra para regular tu tránsito intestinal, para la buena salud del colon. También para perder peso si es que lo necesitas. Los batidos te ayudan a asegurarte la dosis diaria recomendada. La inversión en una buena licuadora/batidora está totalmente justificada como *gadget* antiaging.

Muy recomendables los brotes o germinados. Son el origen de la vida, y por ello uno de los mejores alimentos para tu bienestar, salud y rejuvenecimiento. Se les considera alimentos vivos (biogénicos y bioactivos) y con más valor nutricional (recuerda, más información y energía) que los vegetales en sí mismos.

Por último, entre los hidratos de carbono complejos, hazte amigo de las legumbres, que además son también fuente de proteína vegetal, indispensable para las dietas vegetarianas.

En el caso de la soja, dispones de interesantes derivados muy recomendables que resultan de gran versatilidad en la cocina, y que te aportan carbohidratos y proteína vegetal en un solo alimento.

HIDRATOS DE CARBONO	CUÁLES	CÓMO TOMARLOS
CEREALES INTEGRALES: Todos son muy energéticos y nutritivos, aunque también bastante calóricos. La mayoría contiene también proteína vegetal.	Arroz integral, quinoa, mijo, amaranto, espelta, kamut, avena, centeno, trigo sarraceno	Hervidos, en paella, ensaladas, panes, tostadas, pizzas, pasta, quiches, empanadas, cocas, sopas, leches vegetales
VERDURAS: Son tesoros de fitonutrientes, vitaminas y minerales valiosísimos para tu salud.	Zanahorias, acelgas, espinacas, judías verdes, guisantes, habas, ajos, cebollas, puerros	Crudas en ensalada, zumos y batidos, al vapor, hervidas, asadas, en guisos, sopas, cremas y purés
La familia de las crucíferas: Estas gozan de gran reputación antiaging por poseer, entre otras bondades, gran riqueza en fitoquímicos antitumorales, poderosos contra el cáncer.	Brócoli, coliflor, romanesco, col, col lombarda, coles de Bruselas, col rizada o kale	Crudas, ensaladas, licuados y batidos, al vapor, hervidas, asadas, sopas, purés
La familia de las algas: También gozan de excelente reputación antiaging. Son además una buena fuente de proteínas y muy ricas en minerales, aunque mejor evitarlas si tienes algún problema de tiroides.	Algas (verduras marinas y de los lagos) Nori, wakama, kombu, hiziki, dulse, arame, agar-agar	Hidratadas, crudas, ensaladas, zumos, guisos
La familia de las solanáceas: Estas hortalizas son deliciosas y tienen mucho y bueno que ofrecer, pero no abuses de ellas si padeces o tienes predisposición a artritis o problemas en las articulaciones.	Tomate, berenjena, pimiento, patata, bayas de Goyi	Crudas, ensaladas, zumos, al vapor, hervidas, rellenas, asadas, sopas, purés

HIDRATOS DE CARBONO	CUÁLES	CÓMO TOMARLOS
Otros vegetales: Se deben dosificar otras hortalizas ricas en almidón por su alto índice de azúcar.	Patata, chirivía, batata, yam	Crudos, ensaladas, zumos, al vapor, hervidos, rellenos, asados, sopas, purés
FRUTAS: Dosifica las más dulces para controlar la cantidad de azúcar y favorece todas las demás, en especial los frutos rojos.	**Por su poder antioxidante:** Fresa, cereza, frambuesa, grosella, granada, mora, arándano **Por su alcalinidad:** Limón, pomelo	Crudas, compota, zumos o batidos
GERMINADOS: Contienen importantes proporciones de vitaminas, minerales, oligoelementos, fibra, proteínas y enzimas que el cuerpo necesita para realizar todas sus funciones. Provienen de cualquier semilla de leguminosa, cereal o vegetal.	Alfalfa, judías mung, soja, cebada, trigo, rábano, berro, brócoli, mostaza, lino, sésamo, girasol, calabaza	Crudos en ensalada, tostados, cremas y purés (añadir al final pues la cocción destruiría su contenido nutricional vivo)
LEGUMBRES: Indispensables en las dietas vegetarianas.	Lentejas, garbanzos, alubias, azukis, frijoles, soja, tofu, tempeh, soja texturizada, salsa de soja, tamari, leche de soja, yogur de soja	Guisos, ensaladas, sopas, purés, hummus

Proteínas

El siguiente de los tres macronutrientes, las proteínas, son los ladrillos que construyen los tejidos (músculos, piel...) de tu organismo. Las proteínas tienen un papel protagonista en la fabricación de la sangre, las enzimas (necesarias para asimilar los nutrientes), las hormonas (la chispa de la vida), los neurotransmisores (para el buen funcionamiento del cerebro y sistema nervioso) y los anticuerpos que te protegen. Son asimismo imprescindibles para conferir vitalidad a tu ADN.

Las proteínas deben renovarse sin cesar para que el organismo pueda funcionar de forma adecuada. Los músculos, los huesos, etcétera, las van perdiendo y tienes que reponerlas cada día. La función de las proteínas en los alimentos es, precisamente, favorecer ese recambio, proporcionando proteínas nuevas para sustituir las que se han ido desvitalizando por el uso del organismo.

Las proteínas están compuestas de unos veinte aminoácidos. Tu cuerpo fabrica doce, así que tú necesitarás conseguir los ocho restantes, llamados «aminoácidos esenciales», a través de la alimentación. Que lo logres es del todo esencial

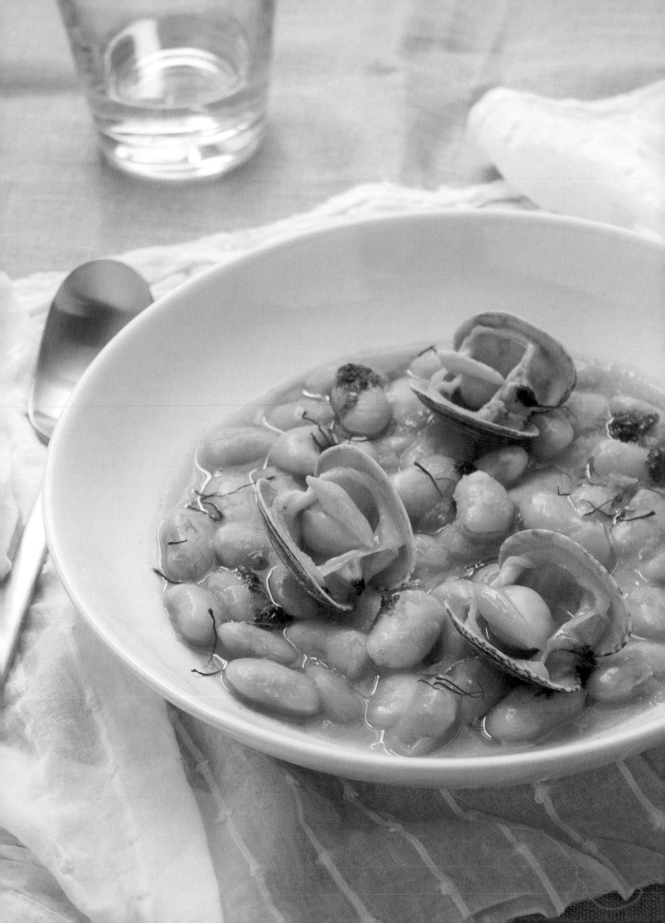

para tu salud y rejuvenecimiento, ya que de lo contrario tu organismo no podría autorepararse, tu metabolismo se ralentizaría, tu sistema inmunológico sufriría y todo tú te desvitalizarías de forma peligrosa.

Cuantos más aminoácidos esenciales contenga, más completa y mayor valor biológico tiene la proteína. Las de origen animal son más completas y bioasimilables, aunque dejan residuos en el organismo que si no se eliminan generan toxinas. Por su parte, las proteínas vegetales son limpias, dejan menos residuos en tu cuerpo. Además, aportan fibra, que favorece las tareas de depuración y limpieza de los residuos y las toxinas.

Las proteínas vegetales son menos completas en aminoácidos esenciales, pero puedes resolverlo mezclándolas entre sí. Por ejemplo, en el caso de las lentejas puedes añadir un puñado de arroz, como hacían con sabiduría nuestras abuelas: el arroz es rico en el aminoácido metionina, pero carece de lisina; y, por su parte, a las lentejas les falta la metionina pero tienen mucha lisina.

Los lácteos no suelen tener buena acogida en antiaging, ya que la leche de vaca que se comercializa contiene casi sesenta hormonas activas, alérgenos, grasas y colesterol. En ocasiones también herbicidas, pesticidas, dioxinas y más de cincuenta antibióticos diferentes. Además, los lácteos suelen producir mucosidad en el intestino y en los pulmones.

Como alternativas saludables, puedes conseguir tu calcio de otras fuentes, como los vegetales verdes. ¿Qué pastan las vacas, cabras y ovejas? Pastan hierba... Vegetal, ¿verdad? Pues eso... En general, cada producto natural que ingieras contiene calcio en mayor o menor proporción. La leche de soja es tan rica en proteínas como la de vaca, pero contiene poco calcio, y el que le añaden de forma artificial no produce los mismos beneficios.

Si no eres vegetariano, aumenta la ingesta de pescado, especialmente azul. Los aceites del pescado son ricos en ácidos grasos (grasa buena) omega-3, que ayuda a la función inmune y a la salud cardiovascular y del cerebro. Come pescado al menos tres veces por semana. Pero evita o limita los pescados grandes como el atún, el pez espada y el emperador, debido al alto nivel de mercurio y otros contaminantes tóxicos que contienen en mayor cantidad.

Si aún comes carne, las aves de corral sin piel (preferiblemente ecológicas) son una fantástica fuente de proteínas, minerales y vitaminas, en especial del grupo B. El avestruz es una buena alternativa a la carne roja, ya que es sabrosa y contiene muy poca grasa, mucha menos que el pato, y menos incluso que el pavo.

Recuerda que a falta de conocer tu tipología nutricional metabólica o tu «dosha», en términos generales, la cantidad de proteína no debería sobrepasar el 30 % de los macronutrientes consumidos en cada comida. Si no eres vegetariano, trata de alternar la proteína vegetal y la animal para disminuir los residuos en tu organismo. Nuestra saludable dieta mediterránea recomienda solo entre un 10-20 % de proteína en la ingesta calórica diaria. Desde mi punto de vista antiaging, para responder a los estándares estéticos más musculados que apreciamos en la actualidad, nuestro estilo de vida con más ejercicio físico y la nutrición para las hormonas, ese porcentaje podría aumentarse sin correr riesgos hasta un 25-30 %, alternando la proteína animal con la vegetal.

PROTEÍNAS	CUÁLES	CÓMO TOMARLAS
DE ORIGEN ANIMAL: Son más completas y bioasimilables, aunque dejan residuos en el organismo que si no se eliminan generan toxinas.		
Huevos: Son altamente proteicos, en especial las claras. Cómpralos siempre ecológicos o de corral. Cerciórate de que el código que aparece marcado en la cáscara comienza por 0, o como máximo 1.	Huevo, en especial la clara	Crudos, escalfados, pasados por agua, duros, al plato, tortilla
Lácteos: No suelen tener buena acogida en antiaging. Si no quieres prescindir de la leche, hay alternativas vegetales saludables ricas en proteínas y calcio. **Importante:** si restringes o prescindes de los lácteos de origen animal, asegúrate de conseguir el aporte diario de calcio por otros alimentos de estas tablas.	Queso de cabra, queso de oveja, yogurt, kéfir, suero de leche fermentada ecológica, leche de almendras, leche de coco, leche de cáñamo	Solos, en batidos y postres
Pescado: El azul es especialmente rico en ácidos grasos omega-3. Las sardinas con su raspa son ricas fuentes de calcio.	Salmón salvaje, boquerón, caballa, melva, anchoa, jurel, bonito, sardina, chicharro, palometa	Crudo, al vapor, hervido, guisado, al horno, en sopa
Marisco y moluscos: Rico en proteínas, minerales y oligoelementos.	Gamba, langostino, carabinero, langosta, cangrejo, almeja, mejillón, ostra	Crudos, al vapor, hervidos, guisados, asados, sopa
Carne: Las aves de corral sin piel son una buena fuente de proteínas, minerales y vitaminas.	Avestruz, pavo, pollo, pato	Cocida, estofada, guisada, asada, sopa, pasteles, quiches, empanadas

PROTEÍNAS	CUÁLES	CÓMO TOMARLAS
DE ORIGEN VEGETAL: Son limpias y dejan menos residuos en tu cuerpo. Son menos completas que las de origen animal en aminoácidos esenciales, pero se pueden mezclar entre sí para reunir un aporte completo.	Champiñones, setas, guisantes, levadura de cerveza, legumbres, algas, frutos secos, semillas, cereales como arroz, quinoa, mijo, espelta	
Legumbres: Combinadas con cereales (arroz, quinoa, mijo, espelta), en la misma comida se consigue un aporte completo de proteína limpia de alto valor biológico.	Lenteja, garbanzo, soja, judía blancas, haba, azuki	Hervidas, ensalada, estofadas, hummus, puré, socca, tofu, tempeh, tamari, miso, salsa de soja, seitán, leches vegetales
Algas: Son una fuente completa de proteínas. Importante: la espirulina es de gran riqueza en proteínas bioasimilables. También atesora minerales y vitaminas indispensables.	Espirulina, nori, wakame, hiziki, cholorella	Guisos, batidos y zumos, ensaladas
Setas: Ricas en proteínas, minerales y oligoelementos.	Champiñón portobello, shiitake, setas de temporada	Guisadas, asadas, salteadas, purés
Frutos secos: Además de ricos en proteínas, son riquísimas fuentes de calcio, otros minerales y oligoelementos.	Almendras, nueces, avellanas, anacardos, pistachos, piñones	Crudos, tostados, ensaladas, con yogur, topping en puré, crema, leches, vegetales
Semillas: Además de proteínas, contienen aminoácidos esenciales en una alta concentración, minerales y oligoelementos.	De cáñamo, de sésamo, de lino, de chía, de calabaza, de girasol	En ensaladas, topping en purés, tostadas, sándwiches

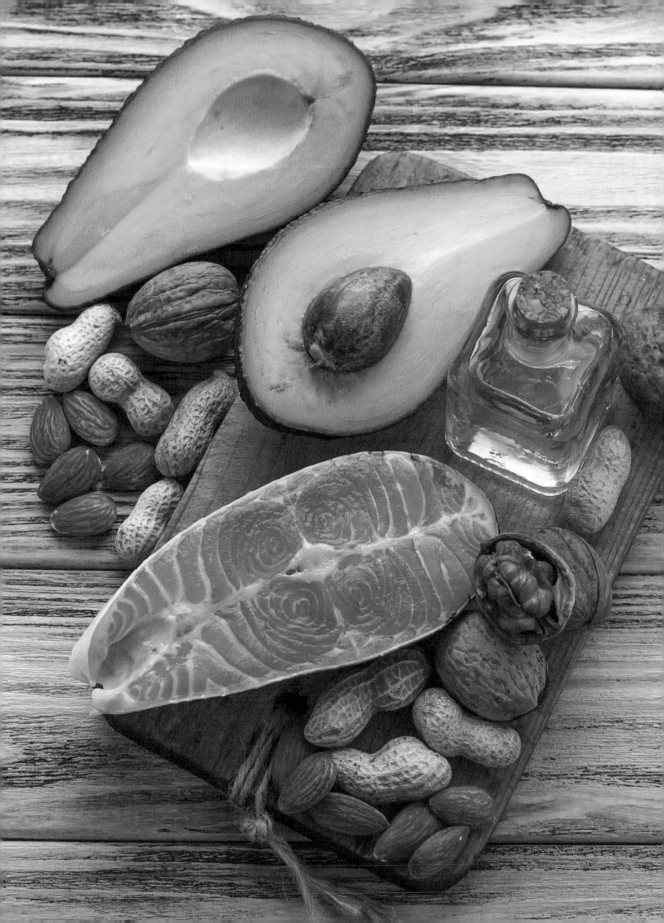

Grasas

Las grasas siempre han sido el malo de la película. A la mayoría les parece que hay que eliminarlas de la alimentación, pues engordan y hacen daño. Sin embargo, eso no es así, siempre que se trate de grasas saludables y representen un 20-25 % en tu combinación de macronutrientes diaria como norma general. Luego, como ya sabes, dependiendo de tu «dosha» o tipo metabólico, necesitarás tomar más o menos cantidad.

Las grasas son necesarias para la formación de las membranas de tus trillones de células. Además, tienen una función protectora, envolvente, de algunos órganos de tu cuerpo. Son imprescindibles para la formación del cerebro, la buena articulación tanto de sus funciones cognitivas como emocionales y su mantenimiento con el paso de los años.

La diferencia entre la grasa buena y la mala puede resumirse en una sola palabra: «natural». Si ha sido originada por el ser humano en un laboratorio se puede considerar que es mala; si proviene de una planta o de un animal es buena.

Pero ten cuidado: cualquier grasa buena se convierte en grasa «trans» (mala) si se calienta a altas temperaturas durante el cocinado.

Las grasas que soportan mayor temperatura al cocinarse son el aceite de macadamia y el aceite de coco, por lo que resultan ideales para saltear y cocinar. El aceite de macadamia sabe casi como la mantequilla, y posee el más alto grado de grasas monoinsaturadas de todos los aceites. El aceite de coco aporta a los guisos un delicioso y exótico sabor. El aceite de oliva, sin duda, debe estar incluido en tu dieta antiaging, aunque no es el más recomendable para cocinar, ya que es muy susceptible a la oxidación cuando se calienta. Tómalo siempre crudo en ensaladas y otros platos.

GRASAS	CUÁLES
POLIINSATURADAS: Se las conoce como «grasas buenas». Ayudan a reducir la inflamación y a disminuir el colesterol y los triglicéridos.	Salmón, pescado azul, aceite de pescado, krill, semillas de lino, semillas de chía, nueces, algas
MONOINSATURADAS (omega-9): Aumentan el colesterol bueno (HDL) y disminuyen el malo (LDL).	Aceitunas, aceite de oliva virgen, aceite de macadamia, aguacate
SATURADAS: Juegan un papel crucial en muchas funciones del cuerpo, y, según la mayoría de investigaciones, deben representar la cuarta parte de las grasas que consumes al día.	Aceite de coco, jamón de bellota, carne magra de aves de corral, carne roja magra, lácteos ecológicos

VITAMINAS, MINERALES Y OLIGOELEMENTOS

Sigamos pues con «qué» comer para rejuvenecer. Ahora que ya estás familiarizado con los macronutrientes, voy a hablarte también sobre los micronutrientes que están contenidos en los macronutrientes de los alimentos. Me refiero a los minerales, las vitaminas y los oligoelementos que encontramos en los hidratos de carbono, las proteínas y las grasas (macronutrientes que ya conoces) de los alimentos.

Vitaminas

Son sustancias orgánicas imprescindibles para disfrutar de buena salud, ya que resultan indispensables para los diferentes procesos metabólicos del organismo. Tu cuerpo no las fabrica, así que una vez más tienes que recurrir a la deliciosa medicina que son los alimentos.

Minerales

Los minerales y metales son nutrientes constructores y funcionales necesarios para que tu organismo realice todas sus actividades correctamente. Trata de seleccionar dónde compras, pues los fertilizantes y pesticidas destruyen gran parte de los minerales de los alimentos y, aunque los tomes, podrías seguir teniendo carencias. Por el contrario, la contaminación, en especial de los mares, puede provocar que ingieras mercurio a través de pescados de gran tamaño como el atún, el pez espada, el emperador, etcétera. Puedes resolver este problema comprando productos ecológicos y eligiendo pescados diferentes de los que acabo de mencionarte. Por fortuna, quedan muchas variedades que por su tamaño (más pequeño) y por su zona de captura resultan más limpias de metales pesados.

Oligoelementos

Son minerales que tu organismo necesita en muy poca cantidad, pero que son imprescindibles si quieres estar sano y rejuvenecer. Asegúrate de consumirlos de forma regular.

VITAMINAS, MINERALES Y OLIGOELEMENTOS	DÓNDE ENCONTRARLOS	CÓMO TOMARLOS
VITAMINAS: Son imprescindibles para la buena salud. Tómalas directamente de los alimentos y en complementos nutricionales.		
Vitamina A: Beneficiosa para la vista, para la piel, las mucosas y para tu sistema de defensas.	En verduras y frutas de color naranja, amarillo y verde, en la yema de huevo y en los lácteos	Directamente de los alimentos y en complementos nutricionales

Continúa en página siguiente...

VITAMINAS, MINERALES Y OLIGOELEMENTOS	DÓNDE ENCONTRARLOS	CÓMO TOMARLOS
Vitaminas del grupo B (B1, B2, B3, B6, B12, ácido fólico, biotina): Sin ellas no podrías metabolizar (asimilar) los macronutrientes (hidratos, proteínas y grasas). Necesarias para el correcto funcionamiento del sistema nervioso, la piel,	En cereales integrales, alubias, carne, aves, nueces, huevos, vegetales de hoja verde, espárragos, pescados, mariscos, hígado, leche, queso, plátanos, aguacate, brotes de soja, nueces, guisantes, habas, coliflor, germen de trigo	Directamente de los alimentos y en complementos nutricionales
el sistema digestivo, la fabricación de glóbulos blancos, la formación de neurotransmisores, la síntesis de ADN y el cuidado del corazón. Te aportarán energía, calma y claridad mental.		
Vitamina C: Poderoso antioxidante. Indispensable en la formación de colágeno, necesaria para el metabolismo de los neurotransmisores, favorece la correcta cicatrización, evita el sangrado y combate la anemia.	En cítricos y kiwis, tomates, vegetales de hoja verde, guisantes	Directamente de los alimentos y en complementos nutricionales
Carotenoides (betacaroteno): Antioxidantes, fortalecen el sistema inmunológico, previenen el cáncer y las enfermedades cardíacas.	En las verduras y las frutas naranjas, amarillas y verdes: zanahoria, calabaza, boniato, melón, melocotón, albaricoque, níspero, etcétera	Directamente de los alimentos y en complementos nutricionales
Vitamina D: Indispensable para asimilar el calcio y el fósforo, que fortalecen tu sistema óseo y mejoran tu estado de ánimo.	En salmón y pescados azules, aceite de pescado, sol, yema de huevo y mantequilla	Directamente de los alimentos y en complementos nutricionales. Y del sol
Vitamina E: Antioxidante muy potente, protector de las membranas celulares. Necesaria para los glóbulos rojos y para el sistema nervioso. Favorece la memoria y la claridad mental.	En los aceites vegetales y de semillas, cereales integrales, vegetales de hojas verdes, mantequilla y nueces	Directamente de los alimentos y en complementos nutricionales

Continúa en página 53

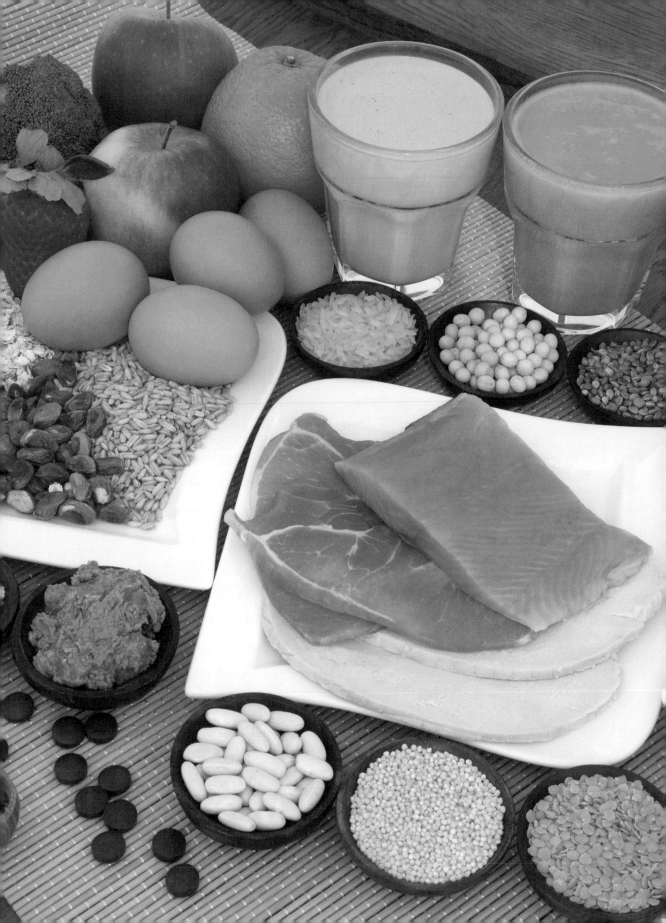

VITAMINAS, MINERALES Y OLIGOELEMENTOS	DÓNDE ENCONTRARLOS	CÓMO TOMARLOS
Vitamina K: Necesaria para la coagulación y evitar el sangrado.	En brócoli, vegetales de hoja verde y legumbres	Directamente de los alimentos y en complementos nutricionales
MINERALES: Los siguientes son especialmente necesarios para un correcto funcionamiento de tu sistema cuerpo-mente-emoción: calcio, magnesio, fósforo, potasio, sodio, azufre y cloro.	En verduras, frutas y algas (en especial la espirulina), frutos secos, carnes, lácteos, legumbres y cereales	Directamente de los alimentos y en complementos nutricionales.
Calcio: Cofactor en muchas reacciones enzimáticas, interviene en el metabolismo del glucógeno y, junto con el potasio y el sodio, regulan la contracción muscular. Clave para la salud de los huesos.	En almendras, sésamo, brócoli, col, espinacas, acelgas, kale, tofu, algas, lácteos	
Magnesio: Indispensable por intervenir en la formación de la ATP, la molécula de la energía en el organismo. Beneficioso para la salud de los músculos del corazón y la relajación de los vasos sanguíneos, así como para regular los niveles de azúcar en sangre y la función del intestino. Necesario para la formación de los huesos y los dientes.	En alga agar, cilantro, albahaca y otras especias, pipas de calabaza, cacao, linaza, mantequilla de almendra, suero de leche, germen de trigo, levadura de cerveza, cereales integrales, legumbres y verduras de hoja	
Potasio: Necesario para oxigenar el cerebro y la actividad neuromuscular, regular la presión arterial , construir proteínas, desintoxicar el organismo, equilibrar el pH interno, convertir la glucosa en energía, regular el tránsito intestinal y la eliminación de líquidos, evitar calambres musculares.	En cacao, chocolate, nueces, albaricoques, plátanos, perejil, espinacas, patatas y batatas, aguacate, champiñones, salmón, trucha, boquerón, bacalao, alubias blancas	

Continúa en página siguiente...

VITAMINAS, MINERALES Y OLIGOELEMENTOS	DÓNDE ENCONTRARLOS	CÓMO TOMARLOS
OLIGOELEMENTOS: (selenio, zinc, cobre, cromo, cobalto, silicio, manganeso, hierro, molibdeno, yodo, níquel, vanadio): Imprescindibles para estar sano y rejuvenecer. Son esenciales, pues su falta provoca la enfermedad, aunque deben ser consumidos en menores dosis que el resto de los minerales. A continuación detallamos los cinco más importantes:		
Selenio: Antioxidante celular, protector frente a patógenos, desintoxicante, anticancerígeno, aumenta las defensas, antiaging.	En frutos secos y semillas, verduras, ajos, legumbres, avena, algas kelp, champiñones y setas, carnes, hígado, huevos, mariscos y crustáceos, lácteos	Directamente de los alimentos, germen de trigo, salvado de trigo, levadura de cerveza y como complemento nutricional (en dosis controladas)
Zinc: Fundamental para el sistema inmunológico. Necesario para asimilar las proteínas y los carbohidratos, esencial para el funcionamiento de las enzimas y, por consiguiente, para la producción de energía, y el cuidado del pelo, piel y uñas.	En ostras, cereales integrales, hígado, carne, piñones, cacahuetes, algas agar, langosta, chocolate, espinacas, calabaza y sus pipas, sésamo, champiñones y setas	Directamente de los alimentos, germen de trigo, salvado de trigo y como complemento nutricional (en dosis controladas)
Cobre: Muy necesario para el sistema nervioso (reduce el estrés y la ansiedad) y cardiovascular (flexibiliza las arterias, reduce el colesterol, la hipertensión y el riesgo de arritmias). Interviene en la formación del colágeno para la piel y los huesos (previene la osteoporosis), aumenta los glóbulos rojos (previene la anemia) y las defensas del organismo.	En frutos secos y semillas, cereales, legumbres, derivados de la soja, verduras, aguacate, chocolate, marisco, vísceras, carne roja, leche	Directamente de los alimentos y en complemento nutricional (en dosis controladas)
Silicio: Imprescindible para la salud de los huesos (previene la osteoporosis y la artritis), las articulaciones y pelo, uñas y dientes.	En espinacas, cereales integrales (avena, cebada, arroz), manzanas, naranjas, cerezas, uvas, pasas, vegetales verdes, nueces, almendras, cacahuetes, pipas de girasol y de calabaza	Directamente de los alimentos y en complemento nutricional (en dosis controladas)

Continúa en página siguiente...

VITAMINAS, MINERALES Y OLIGOELEMENTOS	DÓNDE ENCONTRARLOS	CÓMO TOMARLOS
Hierro: Necesario para el metabolismo de la energía y la síntesis del ADN, para el transporte de proteínas y para metabolizar la vitamina B, oxigena la sangre, favorece el buen funcionamiento neurológico, al sistema nervioso e inmunológico, previene contra los radicales libres.	En hígado, ostras, anchoas, mejillones, yema de huevo, lentejas, espinacas, perejil, col lombarda, sardinas, acelgas, piñones, almendras, tomillo, comino, eneldo, laurel, albahaca, canela, curry	Directamente de los alimentos, levadura de cerveza, germen de trigo y en complemento nutricional (en dosis controladas)

ALIMENTOS ANTIAGING Y *SUPERFOODS*

A lo largo de esta excursión a través de los macronutrientes y micronutrientes hemos visto una gran variedad de alimentos, de manera que ya puedes hacerte una idea de los que te resultan más interesantes. En general, prácticamente todo lo natural y limpio de procedencia vegetal o animal, en las dosis adecuadas, te proporcionará salud, bienestar y rejuvenecimiento. Existe una serie de alimentos que tienen una gran reputación en antiaging (algunos de ellos casi podrían considerarse superalimentos).

ALIMENTOS ANTIAGING	PROPIEDADES	CÓMO TOMARLOS
HOJAS VERDES (espinacas, acelgas, kale, grelos, lechuga, berros, canónigos, rúcula, diente de león)	Contienen saludables dosis de vitamina A, C, K, ácido fólico, potasio y calcio.	Crudas, en zumos y batidos, ensalada, al vapor, hervidas, guisos, quiches, cocas y empanadas
BRÓCOLI Y CRUCÍFERAS (coliflor, romanesco, coles, coles de bruselas)	Inhiben el crecimiento de las células tumorales y combaten la producción de radicales libres.	Crudas, en zumos y batidos, al vapor, hervidas, guisadas, al horno
AGUACATE	Contienen ácido oleico, luteína, ácido fólico, vitamina E, grasas monoinsaturadas (entre ellas glutatión, potente antioxidante celular), previenen las enfermedades del corazón, el cáncer, la degeneración de la vista y las enfermedades cerebrales.	Crudo, en batidos, ensalada, relleno, en guacamole, en tostadas

Continúa en página 57

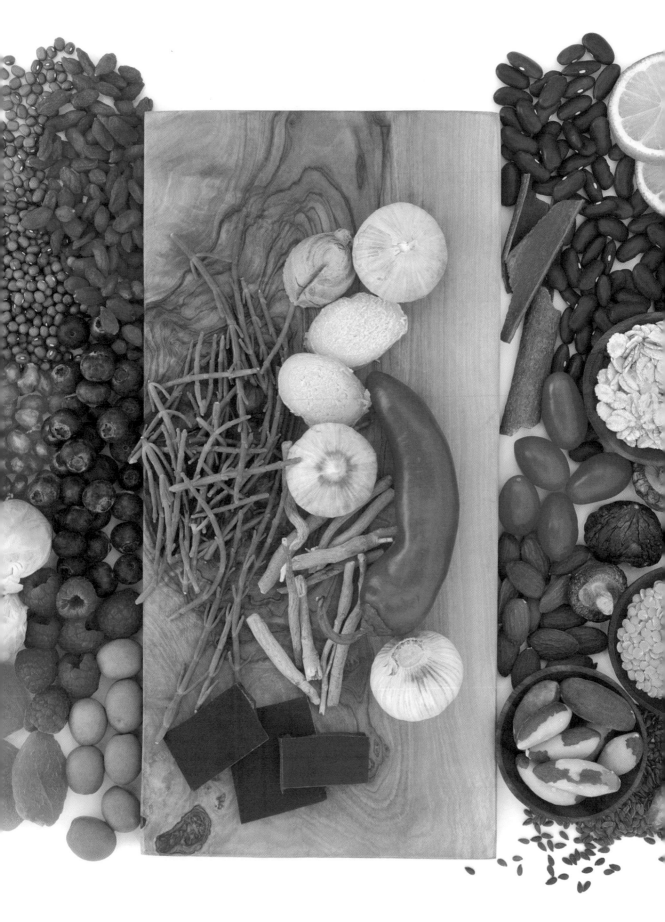

ALIMENTOS ANTIAGING	PROPIEDADES	CÓMO TOMARLOS
ARÁNDANOS	Previenen el cáncer, la diabetes, las enfermedades cardiovasculares, la úlcera de estómago y la hipertensión. Reducen la inflamación en el cuerpo y el colesterol malo.	Crudos, en zumos y batidos, en macedonia, repostería, helados
FRUTOS ROJOS (granadas, frambuesas, grosellas)	Sumamente antioxidantes.	Crudos, en zumos y batidos, en macedonias, repostería, helados
AJOS, CEBOLLAS Y PUERROS	Contienen flavonoides, que estimulan la formación de glutatión. Son de los mejores aliados contra el cáncer.	Crudos en ensalada, aliños y toda clase de guisos, cremas, purés, sopas
BROTES	Son un concentrado de enzimas (que disminuyen con la edad), una auténtica «fuerza de vida», más digeribles que las semillas o las legumbres de las que provienen.	Siempre crudos en ensalada y como topping en tostadas, sándwiches, purés, wraps
NUECES	Generosas en omega-3 alfa-linolénico, favorecen la producción de melatonina (la hormona del sueño), y contienen cobre, manganeso y vitamina E de la mejor calidad. Protegen el corazón y ayudan al cerebro a combatir el alzhéimer y el párkinson.	Crudas, en topping, repostería
LEGUMBRES	Fuente de proteína vegetal, elevan el nivel de hormona leptina, lo que mitiga el hambre. Poderosa combinación de vitamina B, calcio, potasio y ácido fólico. Beneficiosas para la salud de las células, del cerebro y de la piel. Ayudan a reducir la hipertensión y los ataques al corazón.	Hervidas, estofadas, en ensladas, socca, cremas, hummus, puré, sopa, tofu, miso, tempeh, tamari, salsa de soja

Continúa en página siguiente...

ALIMENTOS ANTIAGING	PROPIEDADES	CÓMO TOMARLOS
SALMÓN SALVAJE	Rica fuente de proteínas, vitamina D, B2, B3, B6 y B12, selenio y de valiosísimo ácido graso omega-3. Previene el cáncer, los problemas cardiovasculares, la degeneración macular y cognitiva y la depresión.	Crudo, al vapor, asado, guisado y en complementos nutricionales
TÉ VERDE	Rico en poderosos antioxidantes, beneficioso para la circulación y para evitar el endurecimiento de las arterias, anticancerígeno, produce termogénesis y, por tanto, ayuda a perder peso.	Infusiones, refrescos, repostería y en complementos nutricionales
ACEITE DE OLIVA	Previene el cáncer y las enfermedades cardiovasculares.	Crudo en ensaladas, tostadas, salsas, gazpachos, purés
ACEITE DE COCO	Contiene grasa saturada, es un antioxidante acelerador del metabolismo, antibacteriano, adelgaza, protege el corazón, mejora las funciones cerebrales.	Crudo en zumos y batidos, guisos
SHITAKE, CORDYCEPS Y OTRAS SETAS JAPONESAS	Beneficiosas para la artritis, el colesterol, el cerebro y la diabetes.	Guisadas, asadas, salteadas y en complementos nutricionales
ESPECIAS (cúrcuma, jengibre, canela, cayena, comino, romero, orégano, tomillo, pimentón)	Contienen poderosos antioxidantes y pueden obrar maravillas en el sabor.	Muy recomendable añadirlas a tus comidas.

También encontramos los llamados *superfoods,* un término de mucha actualidad para designar a los alimentos extremadamente ricos en fitonutrientes y con gran contenido de proteínas, minerales, vitaminas, antioxidantes, enzimas... Grandes cantidades de principios activos en un solo alimento.

La mayoría de los *superfoods* vienen triturados o en semillas. Puedes añadirlos fácilmente a los batidos, licuados, yogures, etcétera.

Prueba esta deliciosa combinación en una energizante «piña chía colada con kéfir» que te proveerá de enzimas, vitamina C y nutrientes para la salud intestinal con todas las propiedades de la chía: 1 taza de piña + ½ taza de leche de coco + ½ taza de kéfir

entero + 2 cucharaditas de semillas de chía. Batir hasta que quede suave y ¡a disfrutar!

Y otra idea, ahora para que puedas endulzar el amargor del chocolate negro: tómalo en batidos con leche de cereales, como la de arroz o de avena. También puedes endulzarlo con stevia.

Con los «superalimentos», lo mejor es que vayas probándolos uno a uno para ver cómo te sientan e ir notando sus efectos en tu organismo. Si empiezas a tomar varios a la vez, no podrás apreciar los que mejor te funcionan.

SUPERFOODS	PROPIEDADES
CHLORELLA: Alga de gran contenido alcalino.	Elimina metales pesados del organismo. Sumamente antiaging.
MORINGA: Árbol milagroso para el rejuvenecimiento celular.	Evita que las células crezcan se manera anómala.
MACA: Planta sagrada de los incas.	Reconstituye, estimula, potencia la libido.
ESPIRULINA: Esta alga es uno de los nutrientes más completos y uno de los mejores aliados antiaging.	Entre sus innumerables beneficios se encuentra el de activar el metabolismo, que se ralentiza con el paso de los años.
WHEATGRASS: Hierba de trigo.	Rejuvenece las células, antioxidante, antitumoral.
CAMU-CAMU: La «superfruta».	¡Contiene sesenta veces más vitamina C que las naranjas!
ACAI: Sumamente antioxidante.	Está cargado de aminoácidos, omegas esenciales, fibras y proteínas.
CHOCOLATE NEGRO: Con un 70-85 % o, mejor, 100 % de pureza.	Tomado con moderación, mejora la circulación, reduce la inflamación y el colesterol malo. Está lleno de antioxidantes que previenen las enfermedades degenerativas y el cáncer. Protege el sistema cardiovascular y mejora el ánimo.
REISHI: El hongo de la longevidad.	Es antitumoral, anti VIH, reduce la hipertensión, la diabetes, el colesterol y los triglicéridos. Protege el hígado, es antialérgico y un tónico cardiovascular.
SEMILLAS DE CHÍA: Diminutas dinamos nutricionales.	Son muy ricas en omega-3 y antioxidantes, proteínas, minerales y fibra.

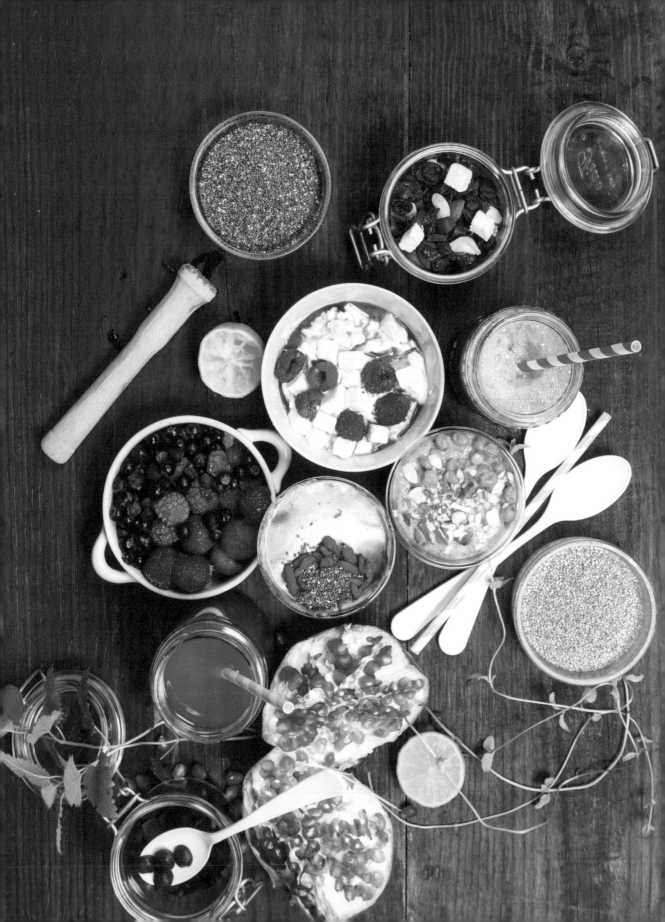

ANTIOXIDANTES

Después de todo lo que ya sabes, ya estás listo para entender mejor el significado de la palabra mágica «antioxidante».

Son moléculas capaces de prevenir y retrasar la oxidación provocada por los radicales libres y otras sustancias reactivas que producen estrés oxidativo en el organismo. Se consideran antiaging por su eficacia para combatir enfermedades tumorales (todo tipo de cáncer), cardiovasculares, neurodegenerativas (alzhéimer, párkinson...), diabetes, arterosclerosis, artritis reumatoide, etcétera.

Los antioxidantes más poderosos son el glutatión (molécula-péptido de tres aminoácidos), la melatonina (hormona del sueño), la vitamina C, la vitamina E, los carotenoides (incluidas las astaxantinas), así como los polifenoles, que son compuestos fitoquímicos bioactivos de origen vegetal con propiedades antiinflamatorias, antitumorales, protectoras del corazón y del cerebro.

Las fuentes de antioxidantes están en tu cocina-laboratorio antiaging: té verde, vino tinto, uvas negras, frutos rojos, chocolate, acai, camucamu, y en general la mayoría de las verduras y frutas. De igual modo, gracias a su riqueza en astaxantinas, de las que reciben su color rosado, son muy generosos en antioxidantes el salmón y la trucha salvaje, las gambas, langostinos, carabineros, cigalas, langostas, centollos y cangrejos, entre otros crustáceos, y el krill. Todos ellos protegerán tu piel de los efectos de la radiación solar, de la pérdida de elasticidad y de los radicales libres, manteniéndola elástica, tersa y joven. Si te habitúas a consumir estos alimentos, notarás los resultados en un par de semanas.

ENZIMAS

La otra palabra mágica en nutrición antiaging es «enzima». Se trata de biomoléculas proteicas que facilitan y aceleran las reacciones necesarias para tu salud y rejuvenecimiento al hacer posibles funciones fisiológicas (digestiva, circulatoria, de la respiración, inmunitaria, depurativa, cognitivo-emocional...) que sin su efecto no podrían realizarse en un medio interno con una temperatura, presión y pH en ocasiones adversos.

Con los años, el cuerpo empieza a carecer de enzimas, y eso produce que se toleren y asimilen peor los alimentos y que se sienta menos energía. Puedes compensarlo comiendo verduras, frutas, brotes y germinados. Lo mejor es ingerirlas crudas y lo más frescas posibles, pues al perder frescura también se reduce su poder enzimático. En particular la papaya, la piña, el kiwi, el plátano y los brotes de brócoli poseen una gran concentración.

Siempre que comas, mastica muy bien los alimentos, pues en la saliva hay enzimas que los enriquecen y facilitan su digestión y asimilación.

PROBIÓTICOS

Son bacterias, sí, pero bacterias «buenas» que colonizan nuestro intestino creando la flora que necesitamos para protegernos de los patógenos, las bacterias malas que nos debilitan y enferman. Una alimentación inadecuada, el estrés, las infecciones, los antibióticos, la quimioterapia, la radioterapia... alteran nuestra flora bacteriana y reducen nuestras defensas.

Los probióticos comparten protagonismo con los antioxidantes y las enzimas en los congresos de medicina antiaging. En los últimos años ha crecido de una forma espectacular el interés antiaging por «la salud de las tripas»: sin ella no hay rejuvenecimiento.

Y así es, de los probióticos depende la salud del intestino, y de ella depende la salud de todo el organismo, incluida una piel radiante. El intestino se encarga de la asimilación de los nutrientes, y de la eliminación de los residuos, sin lo cual no hay salud ni rejuvenecimiento. Mantiene un gran vínculo con el sistema inmunológico, del cual dependen las defensas y la fortaleza del sistema cuerpo-mente-emoción. Cuando no está en las mejores condiciones, también afecta al sistema endocrino (hormonal) y al sistema nervioso. ¿Ves?, todo está relacionado.

La mejor manera de tomar probióticos es a través de los alimentos, como lácteos fermentados (yogur, kéfir), yogur de soja, tempeh y miso (derivados de la soja fermentada), chucrut y kimchi (coles encurtidas), pepinillos encurtidos, chocolate negro, té de kombucha, microalgas (espirulina, chlorella, verdiazul), etcétera.

ALIMENTOS NUCLEARES: AGUA, AIRE, SOL

Los llamo así por su importancia esencial para la vida. Como seres terrenales que somos, comemos lo que la Tierra nos ofrece. En este momento de nuestro viaje ya tienes la suficiente información para saber «qué» comer para conseguir buena salud, bienestar y rejuvenecimiento. Esos alimentos beneficiosos también llevan encapsulados los otros elementos «nucleares»: el agua, el aire y el fuego (sol). Cuando los ingieres, te apropias de la energía de la vida. En cualquier caso, me gustaría que considerases la idea de que el aire que respiras también te nutre, o no... Y que la luz del sol te resulta imprescindible, pues, aunque tu vida transcurre en la Tierra, tú eres un ser de luz.

Bebe agua para mantener íntegro el elemento más abundante en tu organismo (aproximadamente el 70 % de tu cuerpo). No esperes a tener sed para beber. Si la experimentas es que ya has empezado a deshidratarte. Si te sientes constantemente cansado, quizá sea debido a una carencia de agua. La deshidratación puede producir fatiga y debilidad muscular. Por eso es importante beber agua, para disponer de más energía.

La cantidad recomendable de agua dependerá de la actividad física que realices y de la época del año, pero en términos generales lo saludable es beber al día un vaso de agua por cada diez kilos de peso. Por ejemplo, una persona que pesa sesenta kilos, en condiciones normales necesita beber seis vasos de agua (un litro y medio de agua al día), un poco más si practica mucho ejercicio y se suda, o también en verano. Fuera de ello, beber agua en exceso, aunque esté de moda, no es saludable, ya que ocasiona que los minerales como el potasio, sodio y magnesio se diluyan con rapidez en el organismo, causando cansancio, calambres y pérdida de agilidad mental.

El agua de mar de procedencia segura ha mostrado sus beneficios para la salud y el antiaging, tanto en su forma hipertónica (sin rebajar) como isotónica (rebajada en tres cuartas partes de agua dulce). El suero Quinton, que puedes encontrar en las farmacias, es una manera segura de consumirla.

El vaso de agua con el zumo de un limón pequeño exprimido, al despertarse por las mañanas, es ya un clásico de los rituales antiaging. Una excelente manera de empezar el día. ¡Apúntate y pronto notarás los resultados!

Estos son los beneficios de beber agua:

- Depura el cuerpo de toxinas.
- Favorece al corazón y a la circulación (la sangre es líquida, su mayor componente es el agua).

- Evita los dolores de cabeza (la deshidratación es una de las causas más comunes de los dolores de cabeza no crónicos).
- Protege articulaciones y ligamentos que se mantienen bien lubricados a través del líquido sinovial cuando hay suficiente hidratación.
- Previene el estreñimiento al aumentar los fluidos en el colon.
- Reduce casi a la mitad las posibilidades de sufrir cáncer de colon.
- Regula la temperatura corporal.
- Disminuye la hipertensión al diluir el exceso de sodio que se ingiere.
- Evita los cálculos en el riñón y las infecciones de vejiga, previniendo la cistitis.
- Hidrata la piel desde el interior mejorando su calidad, y también la del pelo y de las uñas.
- Mantiene el tejido muscular firme y elástico.
- Contribuye a la pérdida de peso al facilitar la digestión y evitar la retención de líquidos.

Como puedes observar, beber agua es tan o más importante que comer. El organismo puede sobrevivir un mes sin alimentarse, pero no más de una semana sin agua. Con el paso de los años, los sensores de la sed son menos activos y las personas mayores empiezan a experimentar esa sensación en menor medida. Sin embargo, es imprescindible que se siga bebiendo agua para evitar un gran número de enfermedades y mantener la hidratación del organismo.

En cuanto al aire, el récord está en veintidós minutos sin respirar. Sin la luz del sol, no sé decirte cuánto podría sobrevivir una persona, pero está comprobado que en los países que disfrutan de menos horas de luz los casos de depresión son mucho mayores.

CÓMO COMER

Ahora que ya hemos hecho un recorrido por el «qué», vamos a echar un vistazo al «cómo». Es casi tan importante como la primera pregunta, pues en ocasiones se pueden desaprovechar o deteriorar las propiedades de un buen alimento por desconocimiento de cuál es la manera más apropiada de elegirlo o tratarlo.

«Que el alimento sea tu medicina.»
HIPÓCRATES

La mejor manera de comer un alimento saludable es:

- **Fresco:** lo máximo posible, pues atesora mucha más energía. Como alternativa, un congelado de garantías. Las conservas poseen menos energía, pero, si las compras, que estén almacenadas en botes de cristal (no latas).
- **Local:** lo cercano es garantía de frescura. Mejor un kiwi de Almuñécar, Galicia o incluso Italia, que uno de Nueva Zelanda.
- **Estacional:** relacionado con el punto anterior, si es local con seguridad sea propio de la estación. Somos criaturas de la Tierra, y lo mejor para nuestra energía y salud es vivir en sintonía con ella, aprovechando sus frutos de cada época del año.
- **Ecológico:** así evitarás pesticidas, herbicidas y abonos químicos. Como alternativa, compra en mercados de confianza y lava muy bien o pela las frutas y hortalizas.
- **Variado:** la mayor diversidad posible. Los colores y los sabores existen en la naturaleza para ayudarte a seleccionar los diversos nutrientes que necesitas a diario. Cada día come «arcoíris», alimentos de los siete co-

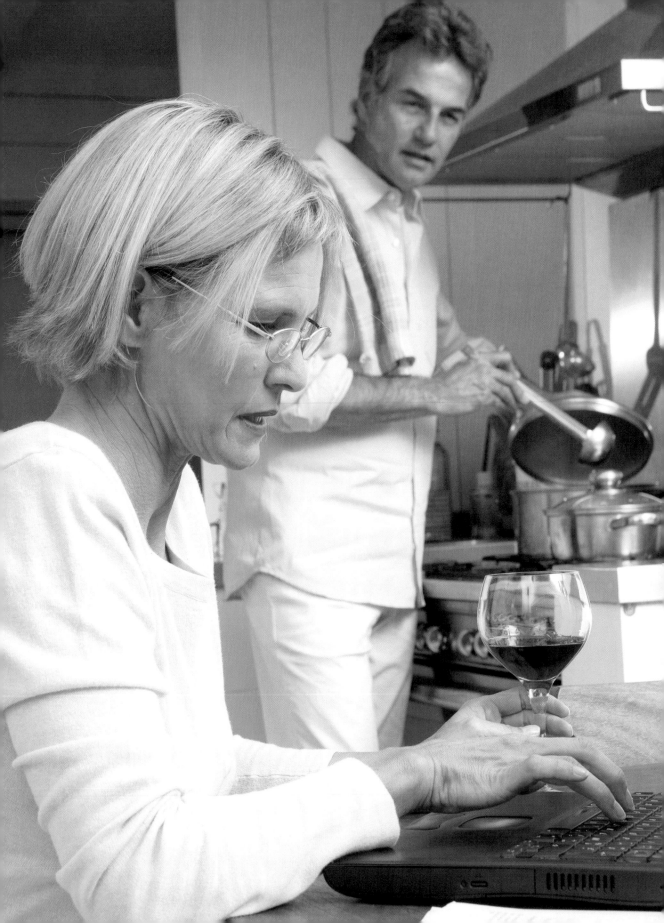

lores, y experimenta los seis sabores: dulce (no azúcar), salado, picante, amargo, ácido y astringente.

- **Equilibrado:** te hablé de ello antes, cuando mencioné las proporciones entre hidratos, proteínas y grasas. En general, 50-55 %, 25-30 % y 20-25 %, respectivamente.
- **Crudo** (vegetales, frutas, brotes y germinados, frutos secos, semillas, aceites)**:** es como mejor aprovecharás todas sus vitaminas, minerales, enzimas...
- **Al vapor:** conservan gran parte de sus nutrientes. Hazte con una vaporera de acero inoxidable o bambú, no de plástico. En ella podrás cocinar de un modo rápido y saludable toda clase de verduras y hortalizas, y también el pescado.
- **Hervidos, estofados y asados:** a temperaturas moderadas también se recomiendan, en especial en las épocas más frías, en las que el cuerpo necesita más calor. Evita las parrillas, planchas y barbacoas que queman los aceites y los alimentos, con consecuencias negativas para tu salud. También el microondas, pues cocina los alimentos de dentro hacia fuera, eliminando gran parte de su información nutricional.
- **Cocinado con calma en recipientes libres de tóxicos:** elije el acero inoxidable, el hierro, la porcelana, el cristal y el titanio. Descarta el aluminio, el teflón y los recubrimientos antiadherentes que contengan PFOA.
- **Alcalino:** atendiendo al equilibrio ácido-alcalino de tu cuerpo.
- **Libre de toxinas:** se trata de sustancias que dejan residuos en el organismo. Acabaré el capítulo comentando este aspecto.
- **Despacio:** dedica como mínimo quince minutos a comer. Come con tranquilidad, solo o en buena compañía, sin televisión, ordenador, prensa ni discusiones.
- **Masticando:** la macrobiótica recomienda masticar trescientas veces cada bocado. Sin llegar a ese extremo, sí que es conveniente masticar bien, ya que la digestión empieza en la boca y la saliva contiene enzimas digestivas que después facilitarán el trabajo del estómago y la asimilación de los nutrientes.
- **Con consciencia:** piensa en que estás transformando en ti el alimento. Comer es un acto sagrado.
- **Agradeciendo:** no olvides lo afortunado que eres por poder alimentarte de esta manera.
- **Equilibrando el PH ácido-alcalino:** los vegetales, las hierbas para sazonar, el limón y vinagre de manzana son alcalinos y pueden compensar al resto de los alimentos, que son ácidos. El aceite es neutro.

Equilibrio ácido-alcalino

Este equilibrio se refiere al pH de tu sangre y de tus tejidos. Con la edad, el medio interno se va haciendo más ácido. Un medio ácido, más caliente y rápido en sus reacciones químicas, es terreno abonado para las enfermedades y el envejecimiento. El pH se mide en una escala de 0 a 14. El pH neutro sería de 7, y por debajo es ácido y por encima alcalino. Lo ideal para tu terreno interno es mantenerlo ligeramente alcalino, 7,35-7,45. Por debajo o por encima de este rango la enfermedad puede manifestarse. Puedes averiguar tu pH actual comprando una tira de pH en la farmacia. Al contacto con tu saliva te mostrará tu índice de pH. También puedes hacerlo con un medidor de pH digital.

Puedes evitar que tu organismo se acidifique a través de la nutrición, del ejercicio físico y controlando el estrés.

Los alimentos saludables pueden ser ácidos o alcalinos. En general, la proteína animal, los cereales y las legumbres, los frutos secos, algunas frutas y verduras muy dulces o muy ácidas acidifican el organismo. No hace falta que renuncies a ellos, pues poseen nutrientes necesarios muy beneficiosos. Se trata solo de dosificarlos y combinarlos con alimentos alcalinos para compensar y mantener un pH equilibrado con una ligera tendencia a la alcalinidad, sinónimo de salud, vitalidad y bienestar antiaging.

Puedes obtener agua alcalina a través de un aparato que se conecta a tu instalación del grifo de la cocina, y que no solo filtra el agua de impurezas sino que la alcaliniza. Aún resultan bastante caros, pero lo amortizarás pronto si lo que bebes ahora es agua mineral. Como alternativa puedes mezclar agua corriente con un poco de agua de mar, diluyéndola como antes te expliqué, o hervirla durante cinco minutos y luego dejarla enfriar para beberla, ya que el agua hervida aumenta ligeramente su alcalinidad. Puedes controlarlo con un medidor de pH digital.

En el caso de que bebas agua mineral, cómprala en botella de cristal.

LOS ALIMENTOS MÁS ALCALINOS	CUÁLES
VEGETALES DE HOJAS VERDES	Acelgas, espinacas, kale (col crespa), apio, lechuga, perejil y todas las hierbas aromáticas
BRÓCOLI Y CRUCÍFERAS	Brócoli, coliflor, romanesco, col, coles de bruselas
HORTALIZAS	Pepino, pimiento rojo
AGUACATE	
CÍTRICOS no dulces: Aunque se consideran ácidos, en cuanto acceden al organismo se comportan como alcalinos por su gran riqueza mineral.	Limón, pomelo, lima
AGUA DE MAR	Suero Quinton, entre otros
ACAI: Sumamente antioxidante. Cargado con aminoácidos, omegas esenciales, fibras y proteínas	
AGUA ALCALINA	
En general **VERDURAS Y FRUTAS** (excepto las más dulces)	
HIERBAS AROMÁTICAS	Perejil, cilantro, menta, tomillo, albahaca, salvia, tomillo, orégano, romero

¡FUERA TOXINAS! TÚ NO TE LAS MERECES

Este es el punto por el que tendríamos que haber empezado la clave «Comer». Si has llegado aquí directamente desde la página 39, donde te propuse que eligieras por dónde preferías comenzar, felicitaciones. Se nota que eres una persona bastante concienciada y comprometida con tu propósito de salud óptima y rejuvenecimiento. Una vez que sepas todo lo que te conviene evitar en tu alimentación y hayas decidido tomar alguna decisión en este sentido, vuelve a la página 39 para aprender el «qué» y el «cómo» comer para el rejuvenecimiento y la longevidad

Si llegas a este punto tras haber recorrido los anteriores, no te preocupes: seguro que a estas alturas, con todo lo que ya sabes, estarás muy concienciado y tendrás la madurez suficiente para renunciar a lo que sabes que te intoxica.

Envejecemos porque nos intoxicamos. Cada día acumulamos toxinas a causa de algunas cosas que comemos, bebemos, respiramos, nos untamos (cosmética) y sentimos. Sí, el estrés y las emociones negativas que generan malestar, desdicha y sufrimiento producen una gran toxicidad en nuestro organismo. El resultado es el debilitamiento, la degeneración, las mutaciones dañinas y otras alteraciones nocivas de las células.

Se habla mucho de toxinas, pero ¿qué son? Se llama toxina a cualquier sustancia que no ha sido descompuesta en sus elementos esenciales (en su información nutricional). ¿Recuerdas que te comenté que los alimentos contienen información, fórmulas y códigos que el cuerpo lee, descifra e incorpora? Pues bien, en el caso de una toxina, tu organismo sencillamente no la entiende, no puede decodificar ninguna información y no le sirve para realizar ninguna función, y la única alternativa que tiene es deshacerse de ella cuanto antes

para que no se acumule y ensucie el sistema cuerpo-mente-emoción.

Tu organismo tendrá que destinar bastante energía a esas labores de limpieza. Por eso, el primer síntoma que se experimenta es la pérdida de vigor: te sentirás cansado, con sensación de agotamiento. Con frecuencia, el organismo se ve obligado a priorizar y dedicar la energía a las funciones biológicas prioritarias. Entonces es cuando las toxinas se van acumulando, por ejemplo en las articulaciones, lo que puede llegar a producir artritis. También se altera el sistema nervioso central, lo que causa cansancio, susceptibilidad y un estado depresivo. Del mismo modo, el sistema endocrino se verá perjudicado, lo que producirá consecuencias negativas para las hormonas, que afectarán por efecto sinérgico al sistema inmunológico, disminuyendo tus defensas y haciéndote más vulnerable.

Evita los hidratos de carbono simples, pues no cumplen los parámetros antiaging. Provocan picos de azúcar en la sangre, favorecen la hiperglucemia e hipoglucemia y pueden generar diabetes. Este hecho se debe a que, por ser refinados, son absorbidos con mucha rapidez y se trasvasan enseguida al torrente sanguíneo, provocando un inmediato repunte de energía seguido en poco tiempo de un bajón energético que exige volver a comer.

El azúcar que contienen estos carbohidratos simples aumenta la acidez interna, y quiero que sepas que un medio ácido es el terreno para las enfermedades.

Considera de cuál o cuáles de estos hidratos de carbono simples quieres empezar a prescindir. Empieza por lo que te resulte más fácil. Quizá podrías empezar por pasarte a los alimentos integrales; te alegrarás toda tu larga vida. Enseguida te acostumbrarás y disfrutarás de todos sus beneficios: más sabor (sabor auténtico, completo), más tiempo sin hambre, adelgazarás, mejorarás las

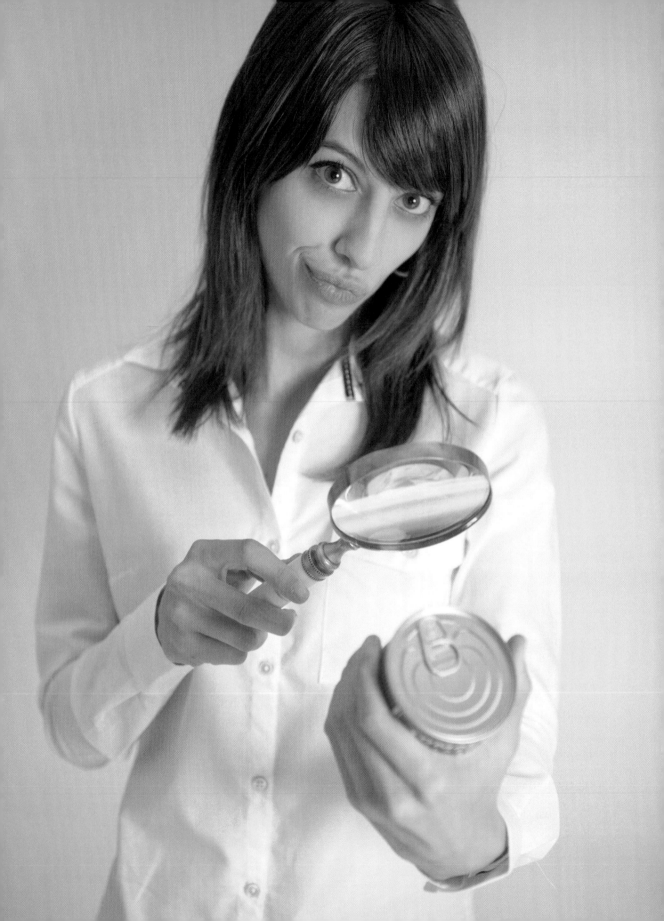

digestiones y sentirás mayor energía sostenida. Anímate, es una buenísima inversión antiaging.

Aprovecha que eliminas carbohidratos simples para introducir algunos carbohidratos complejos que quizá no conocías o a los que no estabas habituado.

En Occidente se comen demasiadas proteínas, en particular animal, que son las que dejan residuos que generan toxicidad en el organismo y obstruyen los filtros del cuerpo (hígado, riñones y pulmones), que con el paso del tiempo se resienten por ello. Estoy en contra de las llamadas dietas hiperproteicas, pues, además de carecer de la cantidad necesaria de los otros dos macronutrientes (carbohidratos y grasas), acidifican enormemente el medio interno y generan una gran cantidad de residuos. El organismo, para compensar tanta acidez, se ve obligado a suministrar alcalinidad, pero si la dieta no le ofrece la cantidad necesaria de minerales a través de abundantes verduras, empieza a robarlos de su propio patrimonio mineral: se resienten los huesos, dientes, el pelo, las uñas... Un desastre para la salud y el rejuvenecimiento.

En el otro bando están las grasas que sí debes evitar. Se trata de las grasas «trans», o grasas malas. En algunos alimentos procesados que se comercializan, a menudo solidifican las grasas poliinsaturadas por medio de un proceso de hidrogenación para aumentar el tiempo de conservación de los mismos. Ese proceso da lugar a las llamadas grasas «trans», que están vinculadas al cáncer, la diabetes, arteriesclerosis, obesidad, disfunción del sistema inmunológico y otras enfermedades relacionadas con el envejecimiento.

Acertarás evitando las grasas «trans» presentes en la mayoría de los alimentos procesados empaquetados. Lee siempre las etiquetas, pues existe la obligación de informar de su presencia en los productos alimenticios.

Elige para tu vida solo aquello que te hace bien. Esto incluye alimentos y personas.

Antes de ofrecerte la lista de los alimentos y sustancias que generan toxinas en tu organismo, repetiré lo que te dije en relación a no agobiarse. La alimentación antiaging es un asunto de consciencia: cuanto más consciente eres en relación a la nutrición y cuanta más sea la información de la que dispongas en la materia, más fácil te resultará responsabilizarte de tu salud y pasar a la acción para darte solo lo que sabes que le sienta bien a tu cuerpo, a tu mente y a tus emociones.

ALIMENTOS QUE DEBES EVITAR	MEJOR OPCIÓN
AZÚCAR: Muy en especial el azúcar blanco	Stevia, azúcar de coco, fruta seca con moderación
HARINAS BLANCAS (refinadas): Pan blanco, pasta, pizzas	Harinas integrales: pan integral, pasta integral
ARROZ BLANCO	Arroz y cereales integrales
SAL REFINADA	Sal de mar sin refinar, sal rosa del Himalaya o sal Maldon Sé prudente con la dosis.

ALIMENTOS QUE DEBES EVITAR	MEJOR OPCIÓN
GRASAS TRANS: Margarina, bollería industrial, galletas, patatas fritas y otros snacks, golosinas, etcétera	
ALIMENTOS PROCESADOS: Latas, envasados, precocinados, pizzas, panes y bollería industrial, patatas fritas en bolsa y otros snacks, margarinas, salsas, etcétera, con conservantes, colorantes y grasas trans	Lee siempre las etiquetas y escoge las conservas en bote de cristal.
TABACO	
CAFÉ Y TÉ NEGRO	Té verde y té blanco, rooibos e infusiones variadas
ALCOHOL	Vino tinto con moderación y algo de cerveza
COLAS, REFRESCOS Y ZUMOS EMBOTELLADOS	Zumos y batidos naturales hechos en casa o en un establecimiento de confianza, agua aromatizada con cítricos y hierbabuena
CARNES ASADAS AL CARBÓN	Aves al horno o guisadas
AHUMADOS	Pescados en ceviche, sashimi y marinados sin azúcar

Restringe: Las grasas saturadas de la mantequilla, carnes grasas y embutidos, quesos grasos, leche entera y derivados. Si tomas queso, que sea de cabra o de oveja. También los pescados de gran tamaño como el atún (opta por el bonito), el pez espada y el emperador, pues contienen una gran cantidad de mercurio.

Además de estos alimentos, trata de evitar o de reducir lo siguiente:

- Contaminación ambiental.
- Ondas electromagnéticas: microondas, móviles, ordenadores...
- Radiación, incluida la exposición excesiva al sol.

- Empastes y amalgamas odontológicos.
- Las drogas, incluidas las de quimioterapia.
- Medicamentos.
- La cosmética y artículos de higiene y limpieza con químicos tóxicos o con conservantes y colorantes. Lee las etiquetas.
- El menaje de cocina de aluminio, teflón, PFOA.
- El estrés y las emociones negativas mal gestionadas.

Insisto en que no es mi intención que te alarmes y vivas atemorizado con lo que puedes o no comer. Tu poderosa mente hará que te siente mucho peor. Con calma y sin dramatismo, podrás ir acercándote a lo mejor para ti y una cosa conducirá a la otra. No te agobies pensando que comes fatal: siéntete sano y recuerda que te estás proporcionando lo mejor que conoces y puedes en este momento. Este pensamiento es en sí mismo poderoso, saludable y rejuvenecedor.

Además, la rigidez es un síntoma de envejecimiento. El placer, por el contrario, es sumamente rejuvenecedor. Si comes lo más saludable y antiaging que puedas y en alguna ocasión te permites un capricho que te produce mucho placer, no te atormentes luego, ni te sientas culpable. Se trata de una excepción puntual que confirma la regla de que tú comes sano y antiaging.

Puedo asegurarte que con el paso del tiempo todos tus placeres serán, además, saludables y antiaging, pues desarrollarás una gran consciencia de lo que te sienta bien, y eso lo hará doblemente delicioso. Lo que no te conviene llegará a ser invisible ante tus ojos y lo ignorarás por completo sin ningún esfuerzo.

DETOX

Por otra parte, existen planes de desintoxicación, los famosos «detox», para depurar el organismo. Consisten en dedicar uno a más días a limpiarlo de las toxinas acumuladas. Esto se consigue comiendo más ligero de lo habitual, solo alimentos «limpios», poco calóricos, fácilmente digeribles y bebiendo zumos verdes, caldos e infusiones a lo largo del día. Hay planes detox de un solo día, planes breves de tres días y planes de una semana. Algunos pueden prolongarse hasta tres semanas. Los resultados de estos planes en lo que se refiere a la energía, vitalidad, belleza y bienestar son espectaculares.

Las mejores épocas para hacer un plan detox son la primavera y el otoño. No obstante, te vendrá bien en cualquier otro momento, siempre que necesites depurar tu organismo o limpiarlo tras algún exceso esporádico. Para planes de más de una semana, consulta con un médico.

Ya sé que la alimentación antiaging es exigente, pero también lo es el objetivo de revertir la edad biológica hasta veinte años por debajo de tu edad cronológica (o los años que en ese margen hayas elegido revertir la tuya). ¿Qué estás dispuesto a hacer para conseguirlo?

> «El cuerpo es tu templo.
> Mantenlo limpio y puro para el alma
> que en él reside.» B. K. S. Iyengar

CUÁNTO COMER PARA REJUVENECER

Las dietas con una visión antiaging, algunas basadas en las sabias medicinas antiguas (ayurveda, macrobiótica y mediterránea), y otras como la Zona o la paleo con frecuencia discrepan entre sí. Lo que a unas les parece saludable y rejuvenecedor puede no resultarlo para las demás. Sin embargo, hay algo en lo que todas están de acuerdo, y es en la «restricción calórica» como vía para la salud y la longevidad.

En los países desarrollados se come demasiado. Los científicos expertos en antiaging apuntan a que habría que comer hasta un 30 % menos si el objetivo es la longevidad.

En cualquier caso, se impone comer con moderación. Cuando el organismo se siente bien alimentado, con productos limpios y llenos de nutrientes, se siente satisfecho y no te pide excesos. De hecho, habrás notado que no he hablado de adelgazar, y es que adelgazar no es el objetivo, sino la consecuencia de comer sano y antiaging. Olvídate de los kilos de más. Cuando empieces a alimentarte de esta forma, te irás situando en tu peso ideal.

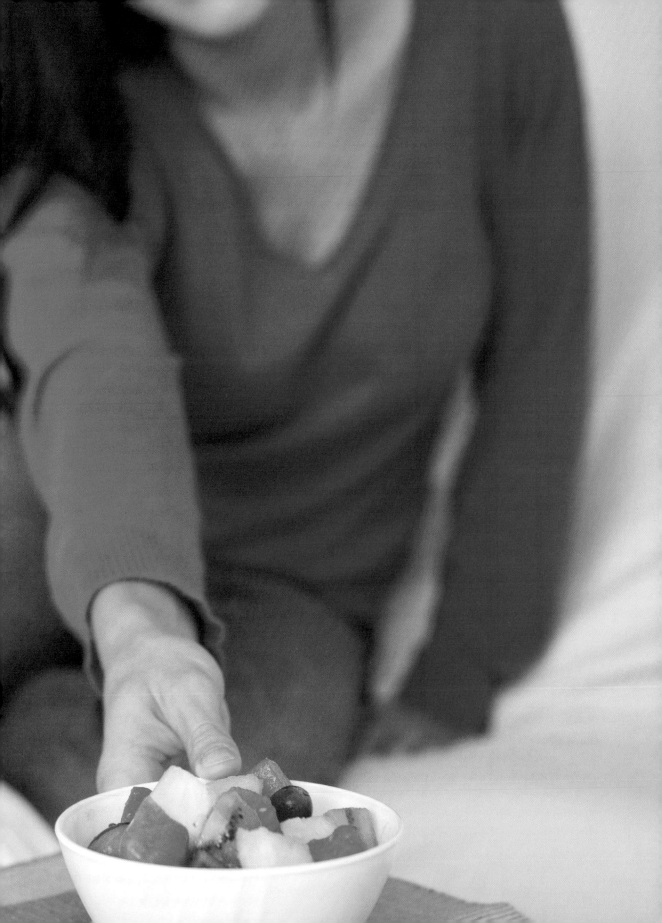

Olvídate de adelgazar. Come bien, haz ejercicio y el peso se ocupará de sí mismo.

Si comes de un modo saludable, aplicando los conocimientos que estás adquiriendo, no pasarás hambre, pues estarás nutrido de un modo óptimo. La leve sensación de apetito te indicará que es hora de proporcionar a tu organismo lo mejor para que funcione a la perfección. En este sentido, solo podría suceder que no fuera hambre física lo que sientes, sino hambre emocional, la necesidad de llenar con comida un vacío emocional.

¿Cómo diferenciar el hambre física del hambre emocional?

Si es hambre de verdad:

• Aparece de forma gradual.
• No sientes la urgencia de comer de inmediato.
• Estás abierto a ingerir diferentes clases de alimentos.
• Dejas de comer cuando te sientes saciado.
• Te sientes bien cuando terminas de comer.

Si es hambre emocional:

• Aparece de repente.
• Tienes antojo de un determinado tipo de alimento.
• Necesitas comerlo de inmediato.
• Sigues comiendo incluso si te sientes lleno.
• Cuando te detienes te sientes culpable, avergonzado o insatisfecho.

Con esta información puedes ir testando e identificando nuevos aspectos de tu relación con la comida. Si averiguas que sientes hambre emocional, en la «Clave 4» podrás aprender a gestionar tus emociones, y en la «Clave 5» a llenar el vacío interno con autoestima de calidad.

Aquí te ofrezco un par de ideas para no caer en la trampa del hambre falsa. Si sientes hambre emocional:

• Hidrátate: bebe agua, una infusión o una taza de té para despistar la sensación de hambre.
• Intenta centrar tu atención en otra cosa: ve a dar un paseo, llama a alguien, escribe o abraza a un ser querido, trabaja en un proyecto que te guste, o simplemente aguanta la sensación de hambre hasta que desaparezca (lo que al fin ocurrirá) sin comer nada. Si superas ese punto, podrás comprobar que la sensación de incomodidad se convierte en una agradable sensación de «empoderamiento» que surge de esa situación. Te sorprenderá.

La comida es la droga para la ansiedad de la que más se abusa, y el ejercicio físico el antidepresivo que menos se utiliza.

Volviendo al apetito saludable, te ayudará a moderarte no esperar a estar hambriento para empezar a comer, y levantarte de la mesa antes de llenarte.

Convierte la cena en la comida más ligera del día. Rebajarás calorías y dormirás mucho mejor. Te ayudará a lograrlo servirte lo que vayas a tomar en un plato de postre. Pruébalo, verás que funciona sin dejarte con una sensación de privación.

«Come poco y cena menos, que la salud de todo el cuerpo se fragua en la oficina del estómago.» Miguel de Cervantes

La cantidad de calorías diarias vendrá indicada de acuerdo a tu peso, talla, sexo y, también, de la actividad que realices. En términos generales, por debajo de las dos mil calorías para una persona de tipo medio.

Otras cantidades:

- Combinación de macronutrientes: 50-55 % de carbohidratos, 25-30 % de proteínas, 20-25 % de grasas.
- Verdura: mínimo 6 porciones diarias (una porción = ½ taza o 1 taza si son verduras de hoja).
- Fruta: 1-3 porciones al día (si solo 1, entonces más verdura).
- Salmón y pescado azul: al menos 3 veces a la semana.
- Cereales integrales: 3-5 porciones al día (pan, arroz, quinoa...).
- Pasta integral: 2-3 veces a la semana (3-5 porciones).
- Legumbres: 1-2 porciones al día.
- Grasas saludables vegetales: 5-7 porciones al día.
- Soja y derivados: 1-2 porciones al día.
- Huevos de corral: 3 veces a la semana.
- Aves, queso, yogur: 1-2 veces a la semana.
- Setas: a menudo, 3-4 veces a la semana.
- Té verde o blanco: 2-4 tazas al día.
- Especias y hierbas aromáticas: cantidad ilimitada
- Vino tinto: 1-2 copas al día.
- Chocolate negro: ocasionalmente durante la semana (máximo una onza al día).

«Nada es veneno, todo es veneno: la diferencia está en la dosis.»
Paracelso

Lo más conveniente es hacer cinco comidas al día: desayuno abundante, comida moderada y cena ligera. Entre ellas dos tentempiés, por ejemplo un zumo vegetal, un batido, una pieza de fruta, un puñado de frutos secos, un yogur, un pedacito de queso fresco, un yogur vegetal, una loncha de fiambre de ave... Cosas por el estilo. Comer menos cantidad con más frecuencia mantendrá estables tus niveles de insulina y activará tu metabolismo. Eso implica que quemarás grasas con más rapidez y te sentirás con más energía.

«CUÁNDO» COMER PARA REJUVENECER

Las personas muy saludables, muy centradas y conectadas consigo mismas suelen comer cuando tienen hambre, de la manera más natural y armoniosa. Si aún no es tu caso, la mejor alternativa es comer cada comida a la misma hora para que el organismo se acompase a la actividad de la persona y por cuestiones de logística.

Lo ideal es alimentarse cuando empiezas a sentir hambre, sin esperar a estar hambriento, y detenerse cuando te sientes satisfecho, antes de saciarte.

Es muy importante cenar dos horas antes de ir a dormir para no perturbar el sueño con la digestión.

Por las mañanas no te saltes el desayuno. Un desayuno equilibrado te ayudará a perder peso, aumentará tu energía física, tu actividad mental, tu concentración y reducirá el estrés.

Desayuna como un rey, come como un príncipe y cena como un mendigo.

COMPLEMENTOS NUTRICIONALES ANTIAGING

Es importante apuntar que, además de alimentarse de la manera que hemos visto, te beneficiaría añadir a tu alimentación antiaging algunos complementos nutricionales que te aportarán un extra de vitaminas, minerales, antioxidantes, probióticos, omegas, enzimas, aminoácidos, etcétera.

Debido a su explotación comercial, a los procedimientos para aumentar su producción, evitar plagas, conservarlos por más tiempo, hacerlos más agradables al paladar, etcétera, los alimentos se han desnaturalizado y han perdido parte de sus nutrientes. Además, con el paso de los años, si no nos hemos cuidado con esmero, el organismo va asimilando peor sus beneficios, por lo que se hace conveniente la complementación para seguir en óptimas condiciones nutricionales.

Deseo puntualizar que los complementos nutricionales nunca sustituyen a los alimentos frescos y naturales, solo los suplementan. Dicho esto, antes de empezar a tomar de forma indiscriminada complementos nutricionales, mi recomendación es que te hagas una analítica para apreciar cuáles son tus aspectos más débiles y establecer tus niveles de vitaminas, minerales, etcétera. Si lo prefieres, podrías hacerte testar con kinesiología o algún otro procedimiento alternativo. En cualquier caso, lo mejor es tratarlo con un especialista antes de empezar a tomar nada.

No se trata de matar moscas a cañonazos, tomando muchas cosas que quizá no necesitas, y que incluso podrían perjudicarte. En el caso de las vitaminas, por ejemplo, hay algunas que son hidrosolubles, como la C y la B. Si no las necesitases o ingirieras más de la cuenta, tu organismo las expulsaría a través de la orina. Por el contrario, las vitaminas A, E, D y K son liposolubles, es decir, que sus excedentes se acumulan en la grasa de tu cuerpo, lo que puede causar problemas de salud. Por supuesto, estas vitaminas son muy necesarias para tu sistema cuerpo-mente-emoción, pero antes de tomarlas has de considerar tu estado de carencia y ajustar las dosis. Además de las vitaminas, otros complementos nutricionales podrían generarte desequilibrios, tener contraindicaciones o efectos secundarios. Infórmate bien siempre antes

de tomarlos. Lo mejor es diseñar un plan personalizado a partir de tus necesidades concretas.

Entonces, la base de una complementación antiaging podría ser la siguiente:

- **Un multivitamínico de amplio espectro** que contenga todas las vitaminas, minerales y oligoelementos.
- **Un antioxidante,** por ejemplo resveratrol, astaxantinas, licopeno, etcétera.
- **Un probiótico** que contenga las cepas que necesitas en la dosis apropiada para beneficiar a tu flora intestinal.
- **Omega-3,** un gran comodín en antiaging. Beneficia al aparato cardiovascular y al sistema circulatorio, al funcionamiento del cerebro y al estado de ánimo. Es antidepresivo, alivia los dolores reumáticos y, en general, beneficia a casi todos los aspectos del organismo.

Las dosis dependerán de tu edad y de los resultados de tu analítica. Elige siempre marcas de garantía. No es preciso que los tomes todos juntos (multivitamínico, omega-3, antioxidante y probiótico). Puedes hacerlo durante una temporada y luego ir alternándolos a medida que los vayas necesitando como complemento de una alimentación esmerada.

Otros complementos antiaging, dependiendo de las necesidades específicas de cada persona, podrían ser:

- **Betaglucanos** (como el reishi, para fortalecer el sistema inmunitario).
- **Coenzima Q10** (para aumentar la energía vital, fortalecer el corazón y el sistema inmunológico; combate enfermedades periodontales y es antioxidante y antiaging).
- **SOD** (superoxidodismutasa, la enzima más antioxidante, que, junto con la catalasa y

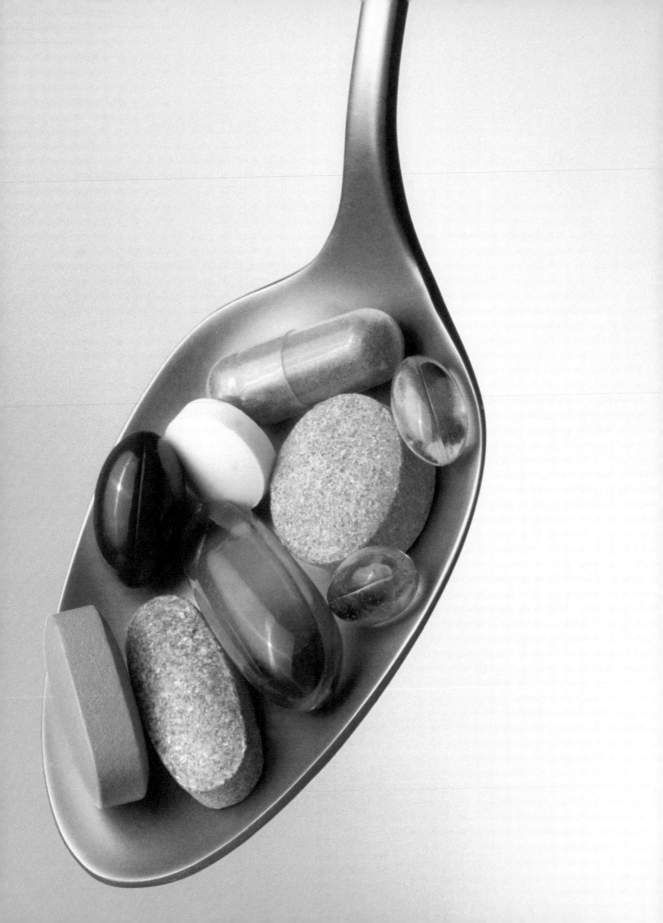

glutatión peroxidasa, es una de las más poderosas defensas naturales frente al estrés oxidativo y los radicales libres; sumamente antiaging).

- Aminoácidos esenciales como **L-Metionina** (gran antioxidante y antidepresivo), **L-arginina** (para la hipertensión, salud cardiovascular, es antitumoral, ayuda al sistema inmunológico, a la fuerza muscular, a la potencia sexual masculina, previene la alopecia), **Triptófano** (antidepresivo, tranquilizante, para el insomnio y el sobrepeso), **Fosfatidil-serina** (para la memoria, el deterioro mental y la depresión).

- **Compuestos fenolíticos,** como concentrados de té verde, bayas, semillas de uva o corteza de pino (picnogenol). Todos ellos actúan como poderosos antioxidantes antiaging.

¡Alimenta tu versión *ageless*! ¡Ya sabes, eres lo que comes! ¡*Bon appétit*!

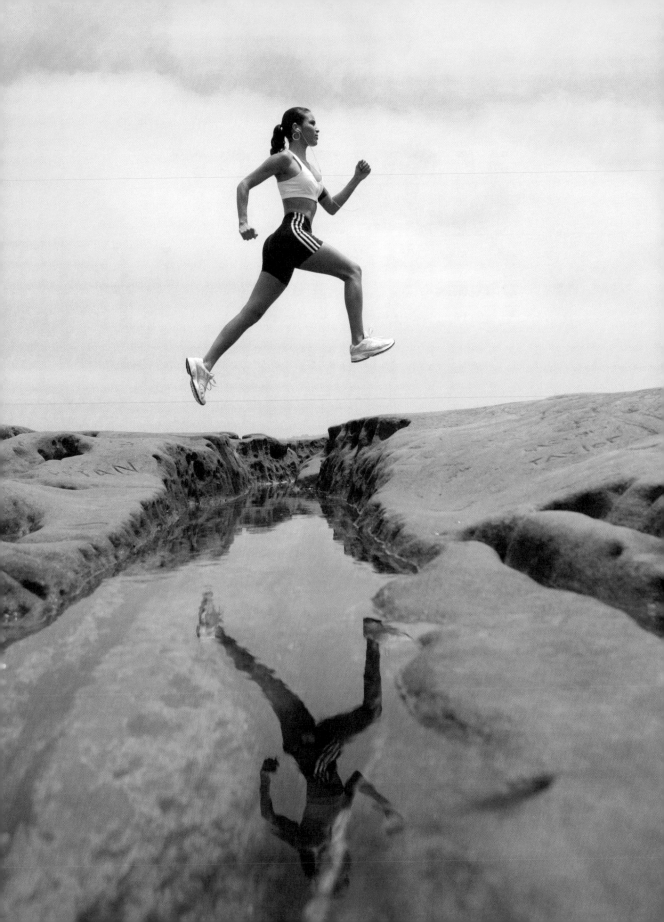

- Clave 3 -

MOVERSE Y DESCANSAR

PARA REJUVENECER

¿Qué te parece si nos bajamos del coche (coaching) para estirar las piernas y hacer un poco de ejercicio? Aún no sé si eres una persona activa o más bien sedentaria. Y si eres activa, ¿cuál es tu nivel de actividad? Baja, media, intensa... Es necesario tomar consciencia de dónde partimos para establecer a qué distancia nos encontramos de nuestro objetivo.

En mi caso, yo era sedentaria, o más bien perezosa en lo que se refería al movimiento físico. Me sentía mucho más predispuesta a leer, estudiar, ver películas, escuchar música, charlar, soñar... Mover la cabeza, como la mayoría. Además, mi cuerpo no posee una complexión demasiado atlética, y siempre me había parecido un suplicio ir al gimnasio, jugar al tenis, subir cuestas en bici, nadar o patinar, las únicas actividades que había practicado. Pertenezco en el tiempo a una generación en la que no estaba de moda el ejercicio físico. Era mucho más *cool* e interesante todo lo intelectual.

El tiempo transcurrió de esa manera hasta que, hace unos doce años, mi padre enfermó de hipotiroidismo. Me causó una gran impresión observar su rápido deterioro, pues siempre había sido una persona muy activa y energética. Hoy, a los ochenta y ocho años, camina dos kilómetros diarios con mi madre, que también es una mujer muy dinámica y vital, conduce su coche, utiliza el ordenador y el WhatsApp en el día a día con total soltura y realiza actividades estimulantes en el plano intelectual. Por eso fue especialmente desolador verle postrado en un sillón durante meses sin fuerzas para levantarse. En aquel período perdió prácticamente toda su masa muscular, el buen ánimo que le caracteriza y gran parte de su alegría de vivir.

Aquel episodio me impactó tanto que por primera vez tomé consciencia de lo importante y valioso que resulta tener un cuerpo sano que pueda moverse sin dificultad y con energía. Empecé a ponerlo en práctica en el metro. Me apetecía subir por las escaleras, en lugar de por las mecánicas. Mientras, sentía lo bueno que era tener un cuerpo ágil, que respondiera a lo que yo le pidiese. Ese pequeño gesto me activaba muchísimo. En otras ocasiones, prefería ir caminando a mi destino.

Con el tiempo, caminar, en especial por la naturaleza, se convirtió en una de mis actividades predilectas. Más tarde, empecé a ampliar el abanico de mis actividades físicas, explorando y seleccionando entre las que más me gustaban, aquellas que iba notando que me sentaban mejor. Aun así, siento que todavía hoy estoy a un 50% de aprovechar todos los beneficios que el ejercicio físico puede ofrecerme en términos de antiaging. Sé que se trata de un proceso y que iré avanzando sin prisas, pero sin pausas. En el caso de aquellos que siguen un proceso de coaching antiaging, el avance es mucho más rápido. Los que se comprometen con ello consiguen cambiar su cuerpo en seis o nueve meses.

Es más fácil comprometerse cuando te das cuenta de que tu salud y rejuvenecimiento dependen de ello. No es un extra, un lujo que se haya puesto de moda en los últimos años. Es pura higiene física y mental. No te planteas si te lavas los dientes, si duermes por las noches o si comes, ¿verdad? El ejercicio físico es igual de imprescindible, y a lo largo de toda la vida. No dejas de moverte porque te haces viejo, sino al contrario, te haces viejo porque dejas de moverte.

Las personas sedentarias e inactivas muestran signos de envejecimiento acelerado, como pérdida de masa y fuerza muscular (la grasa reemplaza la masa muscular), pérdida de densidad ósea, débil tono cardiovascular, disminución de telomerasa... El ejercicio físico reduce las enfermedades asociadas al envejecimiento, en especial las cardiovasculares, la diabetes, la depresión y la degeneración de las funciones cognitivas.

El cuerpo es sumamente agradecido y responde con mucha rapidez a la actividad física. Este funciona de un modo holográfico, y las mejoras se solapan unas con otras. Por ejemplo, cuando aumentas tu capacidad aeróbica, también beneficias tu sistema inmunológico; cuando incrementas tu musculatura, también lo hace tu densidad ósea. Por supuesto, cuando mejoras tu forma física también revierte a nivel psicológico.

El ejercicio físico es el antidepresivo que menos se utiliza.

Al moverte, tu sistema cuerpo-mente envía una señal a tus células para que se activen de una forma saludable. Esa señal se extiende a todas las células, tejidos y órganos de tu cuerpo, haciéndote más joven a nivel funcional.

En este viaje a través de esta «Clave», vamos a movernos para lograr nuestro objetivo antiaging. Y también vamos a aprender a descansar para recuperarnos. El descanso reparador en forma de sueño y meditación constituye el contrapunto necesario al ejercicio físico si quieres rejuvenecer y llegar a longevo en plenitud.

Al inicio de nuestro paseo (recuerda que hemos dejado atrás el coche [coaching] y seguimos a pie), quiero hablarte de un aspecto del ser humano que te vendrá muy bien conocer para entender todos los beneficios del ejercicio físico y las razones profundas por las que es imprescindible en antiaging.

¡MUEVE TU ENERGÍA!

Además del cuerpo con el que te has familiarizado, con su esqueleto, músculos, órganos, piel, pelo, etcétera, tienes un cuerpo energético. Tu cuerpo o campo energético no se ve, pero puedes estar seguro de que está ahí, dando lugar y respaldando a tu cuerpo material, más denso, que puedes observar y tocar. El cuerpo energético es sutil, energía vibrando en una frecuencia superior, y por eso es invisible a los ojos.

Las medicinas ayurvédica y tradicional china establecen el mapa energético del ser humano con gran precisión. La energía circula por tu cuerpo siguiendo unos circuitos muy precisos. Puedes comprobarlo con una figura de la medicina china que muestre los meridianos. Existen doce que recorren el cuerpo humano, cada uno asociado a un órgano o a una víscera y a sus funciones. A lo largo de los meridianos se localizan 365 puntos de acupuntura, que son los que los médicos acupuntores tratan con agujas, moxas, láser, semillas, o simplemente presionando con los dedos.

Además de la red de meridianos, en la parte central del cuerpo, a lo largo de la columna vertebral y hasta la coronilla, existen dos grandes autopistas de energía. En la gran vía energética central se localizan siete vórtices de energía concentrada, círculos de energía en movimiento. Cada uno de ellos, según su localización en el cuerpo, origina y controla una glándula endocrina, un plexo nervioso y los órganos, vísceras y sus funciones en el área en la que el vórtice se encuentra. Más allá de su influencia en el sistema glandular (endocrino), el sistema nervioso, los órganos y las funciones fisiológicas, cada vórtice representa y gestiona un nivel de consciencia de nuestra evolución.

Los siete centros de energía concentrada de la medicina tradicional china se corresponden exactamente con los siete chakras de la medicina ayurvédica (de los vedas, la tradición más antigua de la India). Por fortuna, la medicina occidental cada vez es más receptiva hacia estas corrientes y se interesa en conciliar con el enfoque energético que representan estas disciplinas de Oriente.

Tu salud física, mental y emocional se configura en el nivel energético. Allí se encuentra la causa u origen de cualquier malestar, enfermedad y también del envejecimiento. En ese nivel es donde sucede la verdadera curación y el rejuvenecimiento.

El título de esta sección, «¡Mueve tu energía!», tiene un significado literal. Es preciso que la energía circule con fluidez por tu organismo para que te sientas bien y con salud. La vida acelerada, el estrés del ritmo actual, los disgustos, etcétera, producen cortocircuitos y bloqueos de la energía vital. Las emociones reprimidas permanecen en el cuerpo, tensándolo y generando contracturas. También consumen energía, lo que te debilita, o, por el contrario, hace que se agolpe en algún punto ocasionando un aumento de la temperatura e inflamación. Ello también genera malestar y propicia enfermedades y envejecimiento. El ejercicio es una manera eficaz de movilizar la energía y hacerla fluir de forma saludable.

De hecho, las tradiciones orientales antiguas desarrollaron filosofías del movimiento, disciplinas completas cuya práctica tiene como objetivo la gestión de la energía en el cuerpo para lograr salud, rejuvenecimiento, longevidad y evolución.

YOGA, TAI CHI, CHI KUNG

El yoga, el tai chi o el chi kung son prácticas milenarias que tienen como objetivo lo que acabamos de mencionar. De igual forma, aspiran a la más cotidiana finalidad del bienestar del cuerpo, la mente y las emociones. Cada «asana» (postura) de yoga o cada secuencia de tai chi y chi kung están diseñadas con la mayor precisión para activar, equilibrar, apaciguar, depurar y sanar desde el nivel de tu campo de energía.

Las «asanas» de torsión y las invertidas sirven además para ayudar a limpiar el organismo de las toxinas acumuladas. Recuerda la importancia que tiene para tu sistema cuerpo-mente-emoción realizar esa depuración.

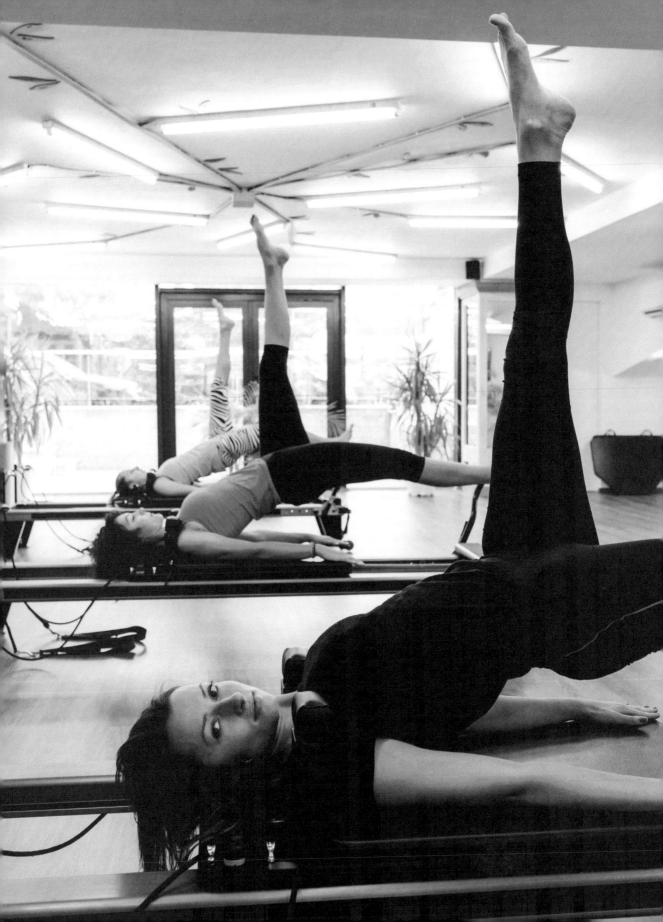

La palabra «yoga» proviene de una raíz del sánscrito, cuya traducción en castellano sería «unión», situar juntos, juntar. En el yoga se juntan el cuerpo y la mente. No hay manera de que realices las «asanas» si tu mente no está pendiente de formar esa figura. El yoga, el tai chi y el chi kung son prácticas que requieren total atención, y por eso, además de fortalecer, flexibilizar y equilibrar el cuerpo, tienen el mismo efecto en la mente y en las emociones.

Nuestros cuerpos son capaces de todo. Son nuestras mentes a las que debemos convencer.

PILATES

Las técnicas más modernas de pilates y body balance están inspiradas de alguna manera en esas tradiciones antiguas. El trabajo que se realiza en pilates, especialmente con máquinas, aúna el desarrollo de la musculatura profunda y la elongación del resto de los músculos del cuerpo. Es bueno para estirar y fortalecer los músculos, así como para equilibrar y coordinar los movimientos del cuerpo. Si lo practicas, solo tendrías que añadir actividades aeróbicas y, quizá, algo de trabajo muscular extra.

El antiaging requiere ejercitar el cuerpo por completo y de manera variada. El ejercicio físico y la nutrición, junto con el control del estrés, están considerados por la medicina antiaging como los tres pilares más importantes del rejuvenecimiento y la longevidad.

Tú puedes disfrutar con cuarenta, cincuenta o sesenta años de un cuerpo prácticamente igual al que tenías con veinticinco o treinta y cinco años. La diferencia está en que con esa edad la naturaleza te lo regalaba, y ahora tienes que querer «currártelo». Cuando tienes menos años, tu cuerpo es más permisivo con la pereza y los excesos debido al gran remanente de energía primordial (la que traemos de fábrica) de la que aún dispones. Con el paso de los años, si quieres poseer y conservar un cuerpo-mente en plenitud, tendrás que dedicarle atención y tiempo. El esfuerzo merece la pena, pues los beneficios son enormes. Además, cuando lo integras, lo conviertes en una parte de tu vida de la que te sientes satisfecho, y realizarlo te genera placer añadido.

Cuando veas a personas mayores de cuarenta y cinco años con un cuerpo de treinta no pienses que tienen suerte. Trabajan duro para lograrlo.

Nunca es demasiado tarde para empezar a moverte, no importa la edad que tengas. Está científicamente demostrado que se puede revertir parte del deterioro y el daño acumulado durante los años de no cuidarse, y acabar convirtiéndose en una persona tan sana como la que ha mantenido un estilo de vida saludable durante toda su vida. Lo importante es empezar. Te recomiendo que te inicies despacio. Busca las actividades físicas que te gusten: caminar, bailar, ir en bici, correr, etcétera, y practícalas de forma regular. Si lo único que puedes hacer de momento es caminar alrededor de la manzana, ¡hazlo! Te sorprenderá cómo en unas pocas semanas te sientes más fuerte y con más ganas de moverte y respirar.

El primer paso quizá no te lleva a donde quieres ir... pero te saca de donde estás.

Sea cual sea tu edad, puedes desarrollar fuerza y flexibilidad. Las investigaciones demuestran que la cantidad de grasa corporal, la masa muscular y la capacidad aeróbica están más relacionadas con el entrenamiento que con la edad, ¡así que ponte las pilas! En unos pocos meses notarás y sentirás cambios muy positivos en tu cuerpo, tanto en el interior como en el exterior. No importa si tienes treinta u ochenta años.

El ejercicio regular también aporta beneficios a nivel hormonal, en particular aumenta los niveles de la hormona DHEA (conocida como la hormona de la juventud) y disminuye el cortisol (la del estrés). Asimismo, activa el metabolismo y fortalece el sistema linfático. Incluso mejora tu ADN.

Antes de iniciar un entrenamiento antiaging exigente, te convendría realizar un chequeo multidisciplinar. En algunas clínicas antiaging y centros deportivos cuentan con una unidad de medicina deportiva con equipo de cardiología, neumología, nutrición y fisioterapia para evaluar y mejorar tu forma física. Al principio quizá también te convenga contratar a un entrenador personal por un breve período de tiempo para que te diseñe un programa específico según tus necesidades y te acompañe hasta que lo aprendas y lo ejecutes de la manera correcta.

Si no te viene bien contratar a un entrenador, eso no tiene que disuadirte de practicar ejercicio físico antiaging. Recuerda: basta con que tengas la intención (información) y le prestes tu atención (energía) para conseguir lo que te propongas. ¿A qué esperas para empezar?

Cuidado con el después, se convierte en nunca.

Un programa completo de entrenamiento antiaging incluye ejercicio cardiovascular (aeróbico), ejercicio muscular (anaeróbico) y ejercicio de estiramiento. Si tienes más de cuarenta años cronológicos, chequea tu salud para saber qué medidas tomar antes de empezar.

TRABAJO AERÓBICO

Los beneficios del ejercicio aeróbico son innumerables: aumenta la capacidad pulmonar, reduce la presión sanguínea y el colesterol, mejora la salud del corazón y de todo el sistema cardiovascular, disminuye el estrés, fortalece tu sistema inmunológico, facilita la digestión (incluido el tránsito intestinal), te hace dormir mejor, eleva tu estado de ánimo y potencia tu energía.

Puedes elegir la que más te guste de entre las diferentes actividades aeróbicas, como caminar a paso ligero (al aire libre o en la cinta del gimnasio), trotar, correr, bicicleta, elíptica, steps, nadar... Se trata de aumentar las pulsaciones cardíacas durante al menos veinte minutos para que resulte efectivo.

No se trata de extenuarse. De hecho, realizar excesivo trabajo aeróbico produce estrés oxidativo, es decir, envejece. Quienes van al gimnasio a «machacarse» tendrían que ser conscientes de ello. Procura evitarlo, aunque si en alguna ocasión tuvieras que hacer un ejercicio aeróbico fuerte por más de cuarenta y cinco minutos, tómate antes un antioxidante: un zumo de frutos rojos, por ejemplo, o una cápsula de Resveratrol para paliar la agresión de los radicales libres.

Además, por encima de cuarenta y cinco minutos de ejercicio cardiovascular agotador el cuerpo empieza a quemar músculo en vez de grasa.

Si estás empezando, haz lo que puedas durante unos días. Luego, ve aumentando el ritmo y consolida tu progreso durante algunos días. Después, vuelve a aumentarlo, y sigue el proceso hasta cubrir los veinte minutos de ejercicio aeróbico que como mínimo debes realizar a diario.

No lo pienses, solo ponte las zapatillas y ve.

EJERCICIO DE FUERZA (MUSCULACIÓN)

Este tipo de ejercicio desarrolla la fuerza y la masa muscular. Además, tiene efectos muy positivos en lo que se refiere a la densidad ósea y a la prevención de la osteoporosis, la salud de los ligamentos y de las articulaciones. Empieza con poco peso (o sin peso) y aumenta de forma gradual. Haz de ocho a quince repeticiones, luego descansa un minuto y repite la serie una o dos veces más.

Cuando estés preparado para aumentar el peso, primero incrementa el número de repeticiones para consolidar y luego puedes cargar más. Si no puedes hacer más de ocho repeticiones, es demasiado peso para ti. Si, por el contrario, superas las quince, es demasiado poco.

De hecho, los mejores resultados no tienen que ver con el número de repeticiones, sino con la intensidad. Busca tu punto de mayor resistencia. Fuerza el músculo hasta el límite en el que te cueste trabajo (sin sentir dolor) y notes que ya no puedes seguir con el ejercicio.

Si no te reta, no te cambia.

Haz actividades de musculación al menos dos veces a la semana, pero no entrenes los mismos músculos dos días seguidos, ya que estos necesitan descansar para fortalecerse y desarrollarse.

Aunque prefieras los ejercicios de musculación a los aeróbicos necesitas practicar de las dos clases. Puede ser peligroso para el corazón hacer solo labores de musculación, así que cerciórate de que al menos has hecho algo de «cardio» antes.

Tras ejercitar la musculatura, dispones de un período de veinte minutos para tomar un poco de proteína (aminoácidos para construir el músculo): un batido con proteína de cáñamo o de guisante, suero de leche, un yogur, un poco de queso, huevo, un poco de fiambre de ave, salmón... Lo que prefieras. Le sacarás mayor partido a tu entrenamiento.

RUTINA DE EJERCICIO ANTIAGING

Poco a poco irás construyendo tu rutina de ejercicio antiaging, que consiste en realizar una actividad aeróbica durante veinte minutos cada día (recuerda estirar cinco minutos antes y después del ejercicio). Además, necesitas un mínimo de tres días a la semana de entrenamiento más exigente que incluya ejercicio aeróbico, musculación y estiramientos. Una muy buena elección resultaría integrar yoga o pilates en tu programa de entrenamiento. Te proporcionarán gran flexibilidad y evitarás lesiones.

Las sesiones de entrenamiento completo durarán un mínimo de cuarenta y cinco minutos. Si decidieras realizarlas cada día, tómate uno o dos libres y los beneficios serán aún mayores. Empieza siempre estirando un poco, y luego calienta («cardio») un mínimo de cinco o diez minutos para aumentar tus pulsaciones. Cuando termines el ejercicio aeróbico, deja que se reduzcan las pulsaciones de forma gradual. Realiza después los ejercicios de musculación, y para finalizar la sesión estira durante cinco o diez minutos. Respira profundamente mientras lo haces. Mantén la tensión durante, como mínimo, veinte segundos, intensificándola un poquito al exhalar, sin rebotes. No fuerces, llega solo hasta el punto en el que notes que te tira un poco, pero sin dolor.

Las mejores horas para entrenar son las de la mañana temprano, pues el ejercicio activa tu metabolismo para todo el día. No te preocupes si no puedes o no te gusta entrenar a esas horas, puedes hacerlo en otras, siempre antes de comer o, como mínimo, dos horas después de haber comido. Evítalo durante las dos horas antes de ir a dormir, pues altera dramáticamente la calidad de tu descanso. Como veremos, el sueño y otras formas de descanso reparador son piezas claves del «movimiento» antiaging.

ENTRENAMIENTO A INTERVALOS DE ALTA INTENSIDAD (HIIT)

Si todavía no has empezado a hacer ejercicio y tu excusa es la falta de tiempo, cuentas con una fórmula con la que en solo veinte minutos puedes

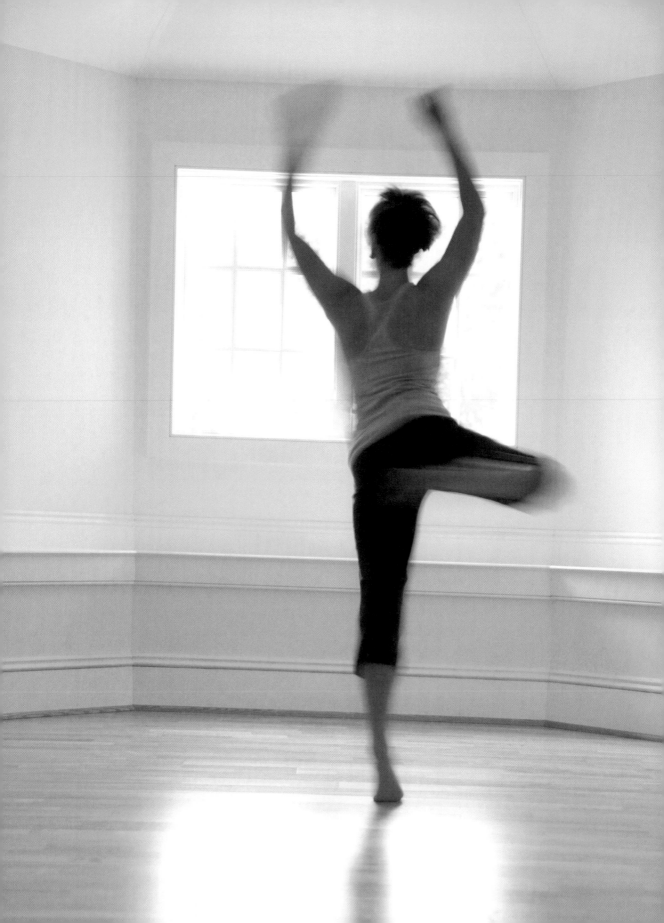

realizar un entrenamiento de alta intensidad por intervalos con resultados espectaculares. Consiste en empezar calentando entre dos y cinco minutos. Después, realiza un sprint al 85 % de tu capacidad. A continuación, recupérate durante uno o dos minutos reduciendo el esfuerzo al 40-50% de tu capacidad y repite este proceso hasta completar los veinte minutos.

Este tipo de entrenamiento es uno de los más efectivos para aumentar la resistencia, ganar músculo y quemar grasas. La pérdida de grasa es diez veces mayor que con el entrenamiento de intensidad media continuada. Quemarás un 50% más de calorías y no solo durante el ejercicio, sino a lo largo del día, e incluso de los días siguientes al entrenamiento. Puedes realizar esta rutina unas tres veces a la semana cuando ya estés en buena forma. Por supuesto, consulta con el médico antes de iniciar este tipo de entrenamiento. Hay quienes, para intensificarlo aún más, prefieren realizarlo asistidos por electroestimulación muscular integral con un biotraje (EMS). Los trajes bioelectroestimuladores conjugados con el ejercicio de alta intensidad (con o sin intervalos) proporcionan unos grandes resultados en sesiones de corta duración y activan el metabolismo durante tres días tras la sesión de entrenamiento. Es conveniente no realizar esta clase de prácticas dos días seguidos, ya que las fibras musculares no están preparadas para un nuevo esfuerzo y podrías lesionarte.

La cuestión no es si puedes, la cuestión es si lo harás.

estamos viendo, pero si además lo practicas con gusto se liberará en tu cuerpo el neurotransmisor acetilcolina, implicado en los procesos de atención y memoria. La producción de este neurotransmisor decae con el paso de los años. El ejercicio físico estimula su producción a condición de que lo disfrutes. Si no te gusta, si lo haces solo porque no tienes más remedio pero estás deseando que se termine, entonces obtendrás los demás beneficios, pero no producirás acetilcolina, tan ventajosa para la juventud de la mente.

Bailar es un ejercicio aeróbico que también te ayuda a liberar tensiones y emociones contenidas. La combinación del movimiento corporal y la música resulta muy poderosa. Tu cuerpo energético vibra por resonancia al ritmo de la melodía. A nivel químico se generan endorfinas, mensajeros moleculares que transportan felicidad para tus células, que se cargan de energía y vitalidad y, claro, rejuvenecen.

> **«—¿Qué sientes cuando bailas? —No sé. Me siento muy bien. Al principio estoy agarrotado, pero cuando empiezo a moverme lo olvido todo. Es como si desapareciera, como si desapareciera y todo mi cuerpo cambiase. Como si tuviera fuego dentro y me veo volando, como un pájaro. Siento como electricidad. Sí, como electricidad.»**
> BILLY ELLIOT

BAILAR, BAILAR, BAILAR

Quizá prefieras bailar. Elige siempre lo que más se adecúe a ti y te haga disfrutar. Cualquier ejercicio físico siempre te reportará los beneficios que

Selecciona el ritmo que más te guste: africano, latino, flamenco, danza contemporánea, dance, funky, street jazz,

hip hop, belly dance, bollywood... Algo que aumente tus pulsaciones y te haga sudar mientras te diviertes bailando. Hay clases de todo eso y más.

Si sabes andar, sabes bailar.

Si no te viene bien asistir a clases de baile, no dejes de bailar por ello. Ponte los ritmos que más te gusten en casa y baila, desparrámate, déjate ir, fluye durante, como mínimo, veinte minutos. Los beneficios de bailar son tan reconocidos que se utiliza, además, como medio de gestión emocional crecimiento personal.

«El baile es el lenguaje oculto del alma.»
Martha Graham

Si eliges el baile como actividad aeróbica, necesitarás completar con un mínimo de tres días semanales de ejercicio de musculación. Dependerá de tu edad cronológica y de los resultados que desees conseguir. Recuerda estirar al final de todos los entrenamientos, y al menos entre una y dos veces por semana realiza una sesión completa de estiramientos para desarrollar y mantener tu flexibilidad. El yoga y el pilates son perfectas opciones. Si decides practicar uno de ellos podrías reducir alguna de las sesiones de musculación, pues tanto en yoga como en pilates, además de los estiramientos, la coordinación y el equilibrio, se trabaja la musculatura, aunque de forma más sutil.

MUEVE TU CARA

El ejercicio físico antiaging no solo se realiza del cuello para abajo. La cabeza tiene unos cincuenta músculos (faciales y craneales). Cuando no utilizamos un músculo este tiende a atrofiarse, perdiendo su tono y dejando que la piel se relaje.

Mediante ejercicios de contracción y relajación, tú puedes contrarrestar la distensión y mantener los músculos de tu cara firmes y elásticos. Se consigue con el yoga y la gimnasia facial, dos métodos naturales para rejuvenecer, esculpir los rasgos de la cara y también proporcionar bienestar emocional.

Consiste en ejecutar movimientos que alternan la tensión, la relajación y el estiramiento de los músculos faciales acompañados de técnicas respiratorias. Como resultado, mejora de forma notable el tono muscular con efecto antiflacidez. También se activa la irrigación sanguínea, mejorando el tono y la calidad de la piel. Del mismo modo, se atenúan las arrugas y desaparece la tensión en el entrecejo y la mandíbula, produciendo unos rasgos más serenos y relajados. Los ejercicios faciales proporcionan, además, relajación y bienestar emocional. La cara refleja de manera holística las diferentes partes del cuerpo, y contiene algunos puntos de acupuntura. Por ello, se benefician también algunas funciones corporales.

Prueba a practicar uno de estos dos métodos sencillos, naturales, asequibles y de efectos notables, que cualquiera puede aplicar en función de sus necesidades personales: flacidez, doble mentón, surcos, arrugas, bolsas, piel apagada...

TOCA DESCANSAR: ¡RELAX!

Como contrapunto necesario de toda la actividad, tu cuerpo pide descanso para recuperarse. Si estás sano, el reposo tras el ejercicio será solo un cambio de actividad: ducharse, comer, trabajar en algo intelectual, dar rienda suelta a la creatividad, socializar, divertirte, estar con la familia, practicar tus hobbies...

Descanso reparador

Al caer la noche, tu sistema cuerpo-mente necesita que te detengas. En realidad solo detienes el movimiento, pues mientras duermes tu organismo continúa funcionando para ti. Según la medicina tradicional china, el ciclo vital del organismo sigue un horario ininterrumpido de secuencias de dos horas. Si por las noches no descansas profundamente, las labores de recuperación no se realizarán de forma adecuada.

El sueño es otro de los pilares del rejuvenecimiento. Si te has «movido» durante el día y has realizado una buena dosis de ejercicio físico, ello te proporcionará un mejor descanso. Necesitas entre siete y ocho horas de buen sueño reparador para estar bien física, mental y emocionalmente. Lo más reconfortante consiste en sintonizarte lo máximo posible con el ciclo de la naturaleza, con el ciclo del sol. Resulta mucho más reparador y rejuvenecedor dormir ocho horas de once de la noche a siete de la mañana, que las mismas ocho horas de las tres de la madrugada hasta las once de la mañana. Trasnochar te envejece, en especial si has pasado los cuarenta.

Si sueles irte a dormir muy tarde y quieres hacerlo antes, te propongo que vayas reduciendo a intervalos de treinta minutos hasta acomodarte al nuevo horario antiaging. Para ello, lo mejor es que te vayas a la cama una hora antes de tu horario habitual. Los primeros treinta minutos puedes dedicarlos a una actividad relajante que no te estimule mentalmente. Eso te preparará para apagar la luz a la hora estipulada y dormir. Tras unos pocos días de ganarle treinta minutos al sueño, avanza otros treinta, y repite el proceso hasta que te duermas a la hora que hayas establecido.

Conseguirás un sueño reparador y de calidad sin dificultad si cenas ligero como mínimo dos horas antes de irte a la cama. De lo contrario, mientras duermes las tareas digestivas entorpecerán las de recuperación. Tampoco ayuda ver la televisión en la cama, y mucho menos si se trata de programas donde la gente discute, critica y se pelea, ni películas de acción que te mantienen tenso, lo contrario de lo que necesitas para un sueño plácido. Tampoco uses el ordenador; ya no es tiempo para eso, mañana será otro día. Te mereces un descanso rejuvenecedor.

Conviene que la habitación esté ordenada, a temperatura moderada (sin demasiado calor) y a oscuras por completo. Desconecta todos los aparatos. No debe haber nada de luz, ni siquiera pequeños pilotos rojos, verdes o azules. En todo caso, solo luz ámbar, que tiene menos impacto en la hormona que se encarga del sueño, la melatonina, que es extremadamente sensible a la luz. Esta im-

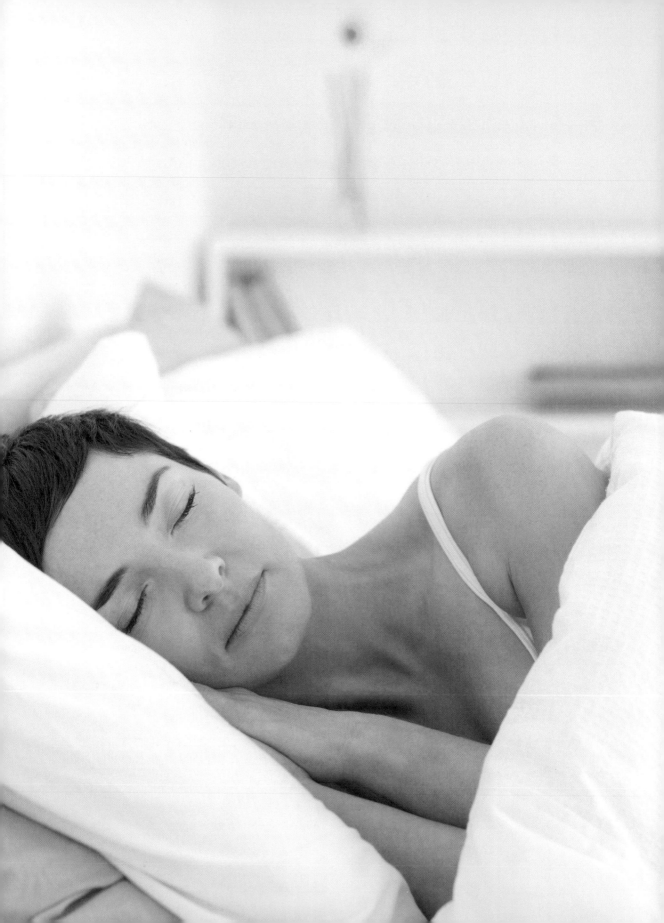

prescindible hormona para el antiaging requiere de abundante luz natural durante el día y completa oscuridad durante la noche. Respétala. No solo la necesitas para dormir, sino que está considerada uno de los más poderosos antioxidantes.

La melatonina se produce en la glándula pineal. A partir de los treinta y cinco años, esta glándula empieza a calcificarse, y la producción de melatonina decae. Si tienes problemas para dormir, sería aconsejable que acudieses a la unidad del sueño de una clínica para determinar si necesitas tomar melatonina. Por ahora, te ofrezco unas pocas recomendaciones naturales y eficaces para facilitar el sueño:

- Durante el día, pasa al menos una hora al aire libre.
- Por la noche, instala la aplicación «f.lux» en el ordenador, tablet y smartphone para regular los colores y la intensidad luminosa de la pantalla.
- Una hora antes de dormir, apaga la tele, el ordenador, la tablet y el smartphone.
- Pasa un rato antes de dormir con iluminación de color ámbar; eso te preparará para el sueño.
- Antes de acostarte toma una infusión de manzanilla, tila, valeriana, lavanda...
- Favorecen el sueño los alimentos ricos en magnesio (semillas de calabaza, de lino, de sésamo, de girasol, chocolate negro, nueces de Brasil, anacardos, almendras, cilantro, cebollino, hierbabuena, salvado de trigo y de avena...).
- Benefician el sueño los alimentos ricos en calcio (verduras de hoja verde, almendras y otros frutos secos, legumbres, sardinas con su raspa, salmón, gambas, langostinos, mejillones, vieiras, ostras, pulpo...).
- El aroma del aceite esencial de lavanda vaporizado en tu habitación o una bolsita de lavanda bajo la almohada inducirá a un sueño reparador.
- Si tienes alguna preocupación que no te deja dormir escríbela en un diario de almohada. Expresa por escrito lo que tienes en tus pensamientos sin darle demasiadas vueltas. Solo suéltalos en el cuaderno, libera ahí lo que te inquieta. Verás como después te sientes más tranquilo.
- La música también es un buen aliado para inducir al sueño. Elige según tus preferencias: puede ser música clásica, New Age... La que prefieras. Siente que te hundes en la cama y concéntrate en la melodía, recibe un baño sonoro y abandónate al sueño...

Gracias al movimiento en todas sus formas pronto notarás que tus niveles de energía se disparan. El ejercicio dejará de ser algo que te obligues a hacer y se convertirá con rapidez en algo que deseas hacer. La actividad física durante el día propicia el descanso y el sueño reparador durante la noche.

Siempre que quieras incorporar un nuevo hábito en tu vida, ya sea hacer ejercicio, comer de manera adecuada, dormir lo necesario, etcétera, en lugar de pensar «tengo que...», «debo...», «debería...», etcétera, que suenan a órdenes policiales que tu mente rechaza, sustitúyelo por «quiero hacer...», «deseo empezar...», etcétera De esta manera desaparecerán las barreras y los bloqueos y fluirán en ti las acciones de los nuevos hábitos que deseas.

MEDITACIÓN, EL DESCANSO CONSCIENTE

A los doce años, tenía una amiga que había vivido en Estados Unidos. Me gustaba mucho ir a su casa, además de por estar con ella, porque siempre nos preparaban meriendas «americanas» que a mí me parecían deliciosas. Su padre era médico, y con frecuencia atendía a pacientes que le llamaban de madrugada. Imagino que eso le dificultaba mantener una buena higiene del sueño. Para compensarlo, meditaba todos los días veinte minutos después de comer. A mí me llamaba mucho la atención verle sentado en un sillón muy derechito y con los ojos cerrados, mientras los demás continuábamos en la mesa con los postres. Me explicaron que, aunque diera esa impresión, no dormía, sino que lo que hacía era meditar, una técnica que había aprendido en Estados Unidos. Según mi amiga, su padre descansaba en solo veinte minutos lo suficiente para compensar el tiempo que había tenido que restar al sueño de la noche. Así fue mi primera aproximación a la meditación y a su poder reparador. Con el tiempo, he comprendido por qué el padre de mi amiga usaba la meditación como descanso.

«Si nunca nos damos la oportunidad de experimentar el silencio, creamos turbulencias en nuestro diálogo interior.»
DEEPAK CHOPRA

Cuando meditas, tu cuerpo reposa y la mente se aquieta con efectos muy favorables para tu salud integral: reduce la ansiedad y ofrece beneficios similares a los del sueño. Lo más maravilloso es que mientras el cuerpo y la mente descansan y se reparan, esa misma práctica meditativa te sirve para generar nuevos intercambios de información entre las neuronas, desarrollando tu cerebro, haciéndolo crecer y evolucionar.

Científicos de la Universidad de UCLA concluyeron, tras una investigación sobre la meditación, que esta incrementa el número de «sinapsis» (conexión entre neuronas). Según este estudio, las áreas del cerebro en que más neuronas y conexiones se generan por la práctica de la meditación se sitúan en el neocórtex, donde se encuentran las funciones mentales: el pensamiento, la memoria, el juicio y la toma de decisiones.

«Pienso 99 veces y nada descubro. Dejo de pensar, me sumerjo en el silencio y la verdad me es revelada.»
ALBERT EINSTEIN

Ciencia y espiritualidad se van aproximando sin cesar. Las crecientes evidencias científicas de que la meditación posee beneficios mesurables para la salud y que modifica la estructura del cerebro se difunden cada día, y su práctica se extiende en Occidente. El *mindfulness,* como algunos prefieren llamarlo, es ya una tendencia casi comparable con ir al gimnasio. Y es que parece que sí, el cerebro es un gimnasio donde la mente se puede entrenar, y la meditación es la práctica más poderosa para desarrollarlo.

«La ciencia es pensamiento, la espiritualidad es meditación.»
OSHO

Simplemente siéntate y disfruta de estar sentado, quieto, en silencio. Plantéatelo como algo lúdico, así la mente racional no pondrá pegas a que la desconectes por un rato. Con esta actitud, realiza el ejercicio de respiración con visualización de los colores de tus siete centros de energía.

Este ejercicio tiene un efecto muy saludable para tu cuerpo y tu mente:

Empieza por visualizar el color rojo (te ayudará imaginar un objeto de ese color, como por ejemplo un rubí, una rosa, un foco de luz), que entra en el cuerpo cuando inhalas y que fluye hacia la zona de detrás de los genitales. Cuando te sientas cómodo con esta imagen (después de unas tres respiraciones), visualiza el color naranja fluyendo hacia tu vientre, entre el pubis y el ombligo, y mantén esa imagen durante tres respiraciones. Visualiza luego el amarillo entrando en el plexo solar (en la zona del estómago) y permanece así tres respiraciones. A continuación el verde, que se dirige al corazón, el azul celeste intenso hacia la garganta, el añil hacia la frente y, por último, el violeta hacia la zona de la coronilla.

Para ir terminando nuestro paseo por el ejercicio y el descanso, me gustaría añadir una idea poderosa para que la consideres y reflexiones sobre ella. Tu organismo está formado por más de un trillón de células que viven unas pocas semanas o unos meses de promedio, dependiendo del tipo, y cuando mueren son reemplazadas por otras nuevas. La piel se muda aproximadamente cada mes. En seis semanas el hígado se ha regenerado. El 98 % de tu cuerpo es reemplazado cada seis meses. Tú eliges si quieres un cuerpo nuevo fuerte o débil, joven o viejo. Lo que piensas y comes, el ejercicio que practicas y el descanso con el que te recuperas y evolucionas son claves para un nuevo cuerpo sano, fuerte y joven.

Aquí te dejo unas pistas breves de integración de esta clave con las anteriores:

Qué «pensar» para «moverte»:

- Piensa en ti mismo como alguien sano y en forma.
- Piensa que el ejercicio es divertido.
- Piensa en los efectos negativos de los malos hábitos que dejas atrás.
- Piensa en las frases poderosas de este capítulo.

Qué «comer» para «moverte»:

1. Si entrenas temprano y prefieres desayunar después, antes de entrenar prepárate este batido:

- Un antioxidante (chocolate negro o arándanos, por ejemplo).
- Una cucharada de aceite de coco.
- Una cucharada de proteína vegetal en polvo (de cáñamo o guisante, por ejemplo).
- Agua o leche de cereal (arroz o avena, por ejemplo).

2. Después de un entrenamiento de musculación, dispones de una ventana de veinte minutos para tomar un poco de proteína y alimentar tus músculos:

- Proteína animal, como un poco de salmón, un yogur, queso fresco, algo de jamón...
- Proteína vegetal, como un batido con proteína vegetal, un yogur de soja...

Trabajar en ti es la mejor inversión. Créelo, es un gasto que te puedes permitir.

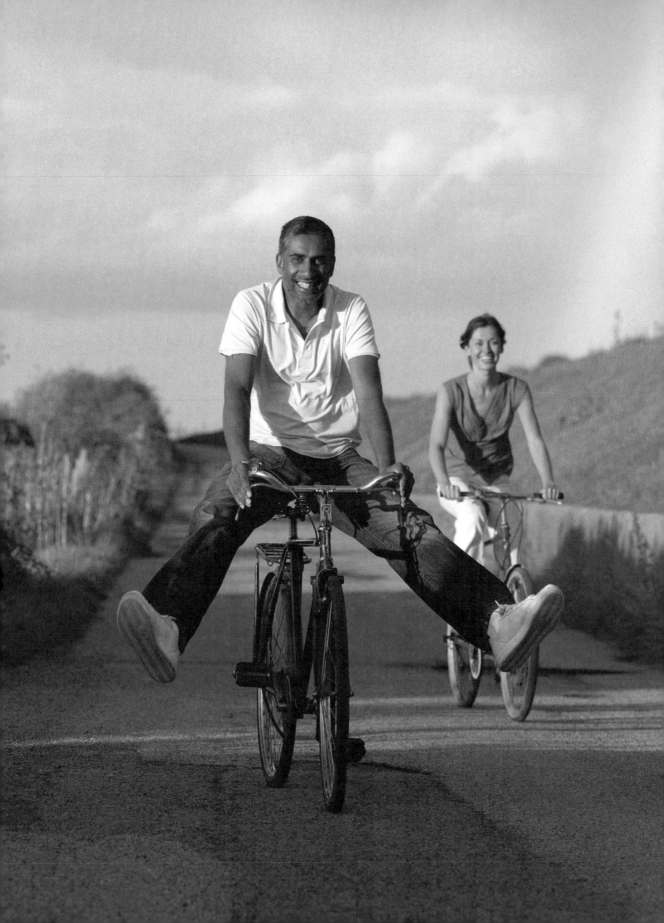

SENTIR
PARA REJUVENECER

Si te preguntas cómo hay que sentirse para rejuvenecer, la respuesta es: muy bien. El bienestar es el estado que buscamos en el camino hacia nuestro objetivo antiaging. Como hemos visto en las anteriores etapas del viaje, comer de la manera apropiada y mover el cuerpo a diario generan bienestar. Pensar bien ayuda a estar bien y es clave para conseguirlo. Ahora quiero hablarte de las emociones, que son las indiscutibles protagonistas en esta etapa de nuestro viaje juntos.

LAS EMOCIONES, AMIGAS SIEMPRE

La palabra «emoción» viene del latín *emotio*, y significa «movimiento» o «impulso». Las emociones son las que nos mueven e impulsan en la vida. Son necesarias para actuar, sentir, aprender y evolucionar. Todas, tanto las positivas como las negativas, son nuestras inseparables amigas, porque nos enseñan y nos hacen crecer hacia la mejor versión de nosotros mismos. En nuestro caso, hacia la versión *ageless*.

Todas tus funciones fisiológicas: la respiración, la circulación de la sangre, la digestión, la secreción de hormonas, la libido, etcétera, se controlan desde el sistema límbico, que se sitúa en el cerebro emocional. Como puedes comprobar, todas esas funciones indispensables se ejecutan sin intervención de tu voluntad.

Las emociones determinan cómo te sientes, y de tu sentir depende tu bienestar y tu antiaging. Dada su importancia, para poder gestionarlas de un modo saludable, lo primero que necesitas es conocerlas desde todos los puntos de vista. En esta etapa del viaje te ofrezco la oportunidad de que te conviertas en un experto emocional aprendiendo a utilizar tus emociones para sentirte fabulosamente *ageless*.

360º ALREDEDOR DE LAS EMOCIONES

Las emociones pueden definirse y explicarse desde distintos puntos de vista: físico, químico, cognitivo y evolutivo. Lo que permite entender la emoción en toda su dimensión es la suma de todos esos aspectos, cada uno de los cuales incluye y trasciende el anterior. Te invito a que los recorramos para ir conociendo qué son las emociones para cada uno de ellos y aprender a gestionarlas en los distintos niveles.

La física de las emociones

En el primer nivel, el de la física (nivel energético), las emociones son las distintas maneras que tiene de vibrar nuestra energía. ¿Te acuerdas de lo que hablamos acerca de cómo se organiza el mapa energético del cuerpo humano? Ahora ya sabes que al nivel más profundo de la física tu cuerpo es un campo de energía en permanente transformación que da lugar y sostiene al cuerpo material. Pues bien, la energía tiene la facultad de vibrar, y lo hace en distintas frecuencias. Las emociones que sentimos son las que determinan la frecuencia en la que vibra nuestra energía.

Cuanto más positiva sea la emoción que sientes, como el amor, la alegría, la esperanza, el entusiasmo, la gratitud o la simpatía, más elevada es la vibración de tu energía, pues se tratan de emociones de alta frecuencia. Literalmente elevan tu ánimo, y cuando las experimentas te sientes ligero. Esa es la razón por la que cuando estás enamorado te sientes como si «flotases».

Por el contrario, cuánto más negativa sea la emoción que experimentas, como el miedo, la tristeza, el odio, la angustia, la desesperación, los celos o la envidia, más baja es la vibración de tu energía vital, pues se tratan de emociones de baja frecuencia. Cuando las experimentas, te sientes pesado, denso, decaído, y seguramente utilizas expresiones como «estoy por los suelos», «me pesa el alma», «me subo por las paredes», «estoy que estallo»...

> **«Tu energía es más elocuente que tus palabras... La gente oye cómo vibras.»**
> **KAREN SALMANSOHN**

Los estados emocionales modifican los campos eléctricos del organismo. El material genético del cuerpo humano (ADN) es un transmisor y receptor de frecuencias muy sofisticado. De un modo constante está escaneando con ultrasonidos y buscando los aminoácidos que necesita para expresarse. Puede expresar salud y rejuvenecimiento o debilidad, enfermedad y envejecimiento. Depende de la información nutricional de los alimentos que tomamos y de la longitud de onda (la frecuencia vibratoria) de las emociones que sentimos, las cuales transitan sin cesar a través del ADN.

El miedo, que es el padre de todas las emociones negativas, tiene una longitud de onda larga y lenta, y puede disparar solo unas pocas de esas antenas potenciales. Eso implica menos vitalidad y regeneración y, por tanto, mayor posibilidad de enfermedad y envejecimiento.

El amor, que es la madre de todas las emociones positivas, tiene una longitud de onda corta y rápida, y así pone en funcionamiento muchas más de esas antenas, lo que activa el ADN. Ello produce mayor vitalidad y regeneración, y tiene como consecuencia el bienestar, la salud y el rejuvenecimiento.

Podemos afirmar que la enfermedad tiene que ver con la desarmonía en la vibración del campo físico, emocional, mental y espiritual, y que constituye el resultado final de un período de tiempo continuado de vibraciones de muy baja frecuencia. Si llevas mucho tiempo triste, si has sentido miedo durante una época prolongada, etcétera, eso te debilita y acaba enfermándote.

MODULA TUS EMOCIONES Y REJUVENECE

Queda claro que para sentirse bien hay que vibrar alto. Voy a mostrarte cómo puedes conseguirlo.

Vamos a establecer una escala aproximada de emociones, inspirada en la de Esther y Jerry Hicks, para facilitar que te quedes con el concepto y puedas aplicarlo a tus estados emocionales.

Imaginemos una escala con ocho niveles:

Las emociones son como flores: nacen, crecen y mueren. Solo se mantienen si tú las cultivas con tus pensamientos, que es cuando se convierten en sentimientos. Dejan de ser algo efímero, pasajero, y se transforman en tu estado sentimental ya con derecho a permanencia, mientras sigas cultivándolo con más pensamientos de ese tipo. Esto es así tanto para las emociones y sentimientos negativos como para los positivos: recuérdalo, un sentimiento es una emoción a la que se le ha sumado un pensamiento. Sin un pensamiento que la riegue, la emoción se acaba marchitando.

Por ejemplo: vas de camino a una fiesta y te atraviesa la emoción de inseguridad. Habrá mucha gente joven y guapa. Por un momento te sientes

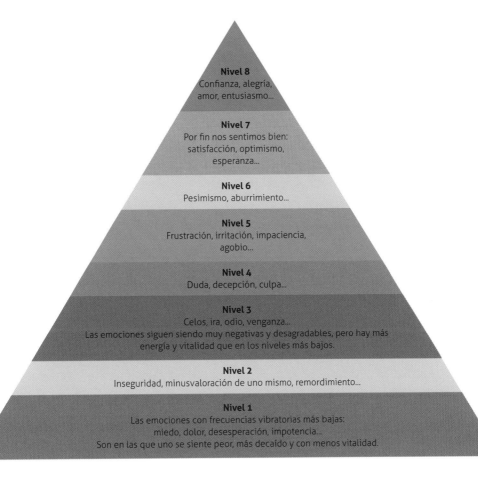

Nivel 8
Confianza, alegría, amor, entusiasmo...

Nivel 7
Por fin nos sentimos bien: satisfacción, optimismo, esperanza...

Nivel 6
Pesimismo, aburrimiento...

Nivel 5
Frustración, irritación, impaciencia, agobio...

Nivel 4
Duda, decepción, culpa...

Nivel 3
Celos, ira, odio, venganza...
Las emociones siguen siendo muy negativas y desagradables, pero hay más energía y vitalidad que en los niveles más bajos.

Nivel 2
Inseguridad, minusvaloración de uno mismo, remordimiento...

Nivel 1
Las emociones con frecuencias vibratorias más bajas:
miedo, dolor, desesperación, impotencia...
Son en las que uno se siente peor, más decaído y con menos vitalidad.

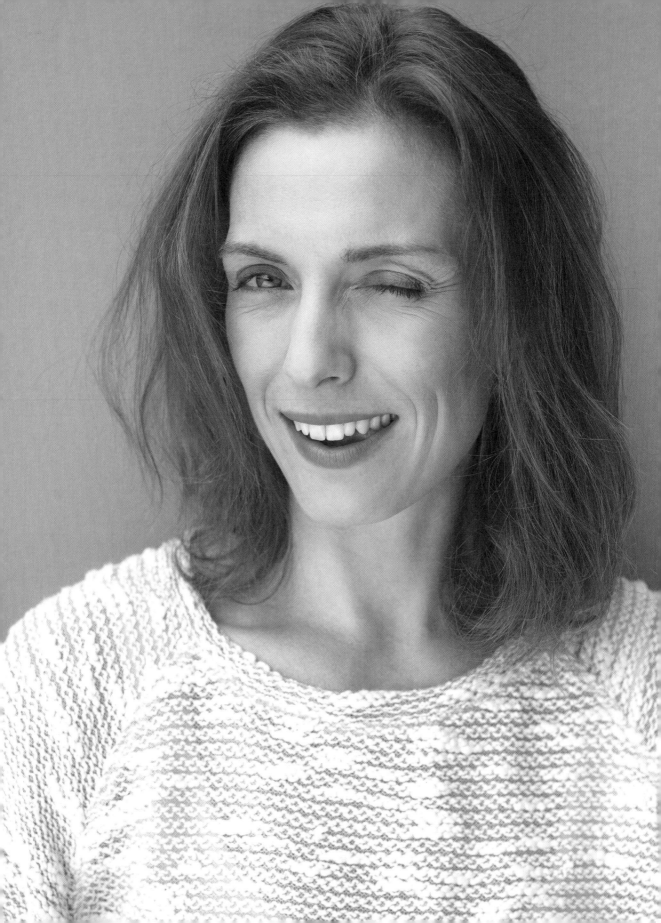

inquieto por tu aspecto y experimentas inseguridad. Si en ese momento respiras profundamente y diriges tu atención a la respiración, sonríes y piensas: «Habrá personas de todas las edades, esos ambientes me encantan por la mezcla. Cada uno tenemos algo que nos hace únicos, y eso es lo yo aporto con mi presencia. Soy afortunado de que me hayan invitado. Estoy decidido a disfrutar del espectáculo, la compañía, la comida, la música...», lo más probable es que la inseguridad ya se haya evaporado cuando llegues. Sin embargo, si al sentir esa inseguridad empiezas a repetirte «con mi edad ya no soy atractivo», «esto que llevo no me sienta bien», «qué van a pensar de mí», etcétera, la inseguridad te acompañará más allá de la fiesta y te aguará la vida.

Todos queremos sentirnos en la cúspide: alegres, entusiasmados, empoderados, libres, enamorados. Para ello es preciso mantener pensamientos de esa misma categoría para que cultiven esas emociones.

Es muy difícil pasar de una emoción de baja vibración a una de más alta en breves minutos, porque cuesta un gran esfuerzo creerse el pensamiento positivo recurrente que se necesita para cultivar la emoción de alta frecuencia.

Lo más eficaz para modular tus estados emocionales es ir ascendiendo en la escala de forma progresiva hasta encontrarte en un nivel en el que sí puedas mantener el pensamiento positivo. Por ejemplo, si llevas ya demasiado tiempo de duelo porque te dejó tu pareja (nivel 1 de la escala emocional), podrías ascender en la escala, y con ello aumentar tu vitalidad, situándote en el nivel de la «venganza», con pensamientos del tipo: «Voy a hacer que se arrepienta cuando se dé cuenta de que salgo adelante y soy feliz por mí mismo». Seguramente este es un pensamiento que se puede mantener con facilidad en esas circunstancias. Como la venganza es una emoción que sigue siendo bastante negativa, desde ahí ya

te convendría ascender hacia la «decepción» y cultivarla con pensamientos como: «En realidad no es la persona que yo creía», «Me merezco alguien mejor», etcétera. Tampoco te costará demasiado mantener este razonamiento, y en poco tiempo ya estarás casi a las puertas de las emociones positivas.

Te he explicado todo el recorrido para que entiendas el concepto y puedas aplicarlo para modular tus estados emocionales. Tu bienestar, tu salud y tu rejuvenecimiento dependen de que «cultives» estados emocionales (sentimientos) positivos escogiendo los pensamientos adecuados, una vez que has tomado consciencia de cuál es la emoción que sientes y el pensamiento que la alimenta.

Yo prefiero no tener que proponer estados intermedios, como la «venganza», aunque sea para ir subiendo tu vibración. Por eso te sugiero un atajo, que consiste en apuntar directamente a dos emociones de alta frecuencia que no son difíciles de cultivar, ni siquiera cuando te encuentras en un estado emocional muy bajo, como la depresión, falta de autoestima, desesperación... Esas dos emociones son la esperanza y la gratitud.

Al margen de las circunstancias por las que estés pasando, tú puedes alimentar un sentimiento de esperanza pensando cosas como: «Esto se va a solucionar», «Todas las crisis tienen fecha de caducidad, y cuando esta termine habré aprendido con ella», «Algo bueno me está esperando», etcétera. Estos pensamientos pueden mantenerse con facilidad en la mente; no hay razón para no creerlos. Tú y solo tú decides ver la botella medio llena o medio vacía. Puedo asegurarte que manteniendo este tipo de pensamientos en tu mente tu vibración emocional subirá.

Con la gratitud sucede lo mismo. Por negativa que sea tu situación, puedes detenerte y pensar en todo lo que ya posees: quizá una casa acogedora, comida en la nevera, amigos, tu familia que goza de buena salud... Si no son esas, serán otras cosas.

> **Haz una lista de todo «lo que tienes y quieres». Párate a pensarlo y escríbelo. Luego, haz otra lista con lo que «no tienes y no quieres» (enfermedades, deudas, enemigos, algún familiar en la cárcel...) y te pasa desapercibido. Cuando las termines, contempla tus dos listas, reconoce todo lo que has escrito, no lo des por sentado. Luego, ocupa tu mente con pensamientos de agradecimiento por cada punto de los que has anotado.**

Retomando el ejemplo de la sensación de inseguridad relacionado con la edad: puedes subir tu vibración con pensamientos que cultiven la esperanza, como «Cada día la ciencia inventa algo nuevo, seguro que dentro de cinco años podré estar más joven que ahora», «Voy a rejuvenecer siguiendo las claves de este libro», «En cuanto empiece a comer bien y a moverme más, me veré y me sentiré mucho mejor», etcétera. También, otros pensamientos que cultiven la gratitud, como «Gracias porque estoy sano», «Gracias porque dispongo de tiempo y ganas para seguir este proceso de rejuvenecimiento», «Gracias por este libro que ha caído en mis manos» (ups, ¡tenía que decirlo!).

Eres un imán, atraes lo que sientes.

Además de cultivando pensamientos positivos, podrás elevar la frecuencia vibratoria de tus emociones, y con ello aumentar tu bienestar y tu salud, a través de algunas técnicas muy apropiadas para ello. La medicina oriental y las terapias holísticas ofrecen muchas y muy buenas opciones que operan al nivel energético de la física emocional. La acupuntura y la homeopatía, las terapias florales, el tapping, los masajes terapéuticos, la aromaterapia, la cromoterapia y la sonoterapia, los pares biomagnéticos, la terapia de la polaridad, la «somatic experience», la biodanza, etcétera, han demostrado ser sumamente eficaces para tratar tus emociones negativas y hacerte vibrar alto, sano y feliz. Te recomiendo que las explores y cuentes con aquellas con las que más «resuenes».

La química de las emociones

Y después de la física, la química, aunque todo es energía con diferente vibración. Como ya te he dicho, cada chakra (centro de energía concentrada) da lugar a una glándula endocrina y a un plexo nervioso. En este escenario del cuerpo proteico material (cuerpo denso que se ve y se toca) es donde se desarrolla la química de tus emociones.

Hay un grupo de moléculas químicas llamadas «péptidos», que son los mensajeros que facilitan la comunicación entre los sistemas nervioso, endocrino e inmunológico, es decir, que conectan los tres grandes sistemas del organismo en una misma red química. Los péptidos han recibido diferentes nombres: hormonas, endorfinas, neurotransmisores, factores de crecimiento, etcétera, pero actualmente se considera que todos forman una sola familia de «mensajeros moleculares».

Nuestros cinco sentidos son los periféricos a través de los cuales el mundo entra en nosotros. Son dispositivos capaces de transformar un determinado tipo de energía de entrada en otra diferente de salida. Por ejemplo, el sentido del oído transforma la energía mecánica del sonido en energía eléctrica en el cerebro. El sonido «tienes cáncer» genera en nosotros diferentes reacciones químicas que el sonido «te quiero». El oído solo recibe energía mecánica, vibración, pero nosotros hemos aprendido a percibir influidos por los condicionamientos sociales, culturales y familiares. El miedo dispara la producción de sustancias tóxicas. Las hormonas y otras sustancias orgánicas son la vía por la que metabolizamos nuestra experiencia sensorial.

El miedo y el resto de las emociones negativas tiene una utilidad vital: la de satisfacer las necesidades del ser. Las hormonas activan los mecanismos fisiológicos que se necesitan para alcanzar esas necesidades. Por ejemplo, si ante un camión que se te abalanza sientes miedo, este te alerta para que te protejas y sobrevivas. Tus glándulas adrenales, situadas encima de tus riñones, liberarán una buena cantidad de adrenalina que activará tu sistema de supervivencia. Tu sangre circulará veloz, llegando a todos tus músculos para que puedas echar a correr y ponerte a salvo.

Los estados emocionales modifican la producción de hormonas, y estas, a su vez, actúan sobre centros nerviosos específicos en el cerebro que producen emociones más complejas a las que corresponden los síntomas psicológicos. Así surgen los celos, la envidia, la decepción, la culpa... Son emociones más sofisticadas que las primarias o básicas de alegría, tristeza, miedo, asco, ira, sorpresa...

En el hipotálamo (cerebro emocional) se fabrican los péptidos correspondientes a las emociones experimentadas. Todas las células tienen receptores y, dependiendo del tipo de péptido que reciban, se estimulará el ADN para que se exprese de una manera u otra. ¿Ves de nuevo lo determinantes que son tus emociones en la manifestación de la información que contiene tu ADN?

Las hormonas y el resto de mensajeros moleculares son cadenas cortas de aminoácidos que se fijan en receptores específicos, situados en la superficie de todas las células del cuerpo. Imagínate una llave entrando en su cerradura. Los mensajeros son las llaves y los receptores de las membranas de tus células, las cerraduras. Los mensajeros químicos encajan a la perfección y afectan a la célula para bien o para mal, dependiendo de si se trata de emociones positivas o tóxicas.

Cuando una célula recibe con frecuencia un mismo tipo de péptido se hace adicta a él y exige más del mismo. ¿Te das cuenta de que para paliar su necesidad tienes que seguir con el mismo tipo de pensamientos? Esa es la causa de las ideas fijas o los pensamientos repetitivos, que nos resultan tan difíciles de cambiar.

Los radicales libres, tu equilibrio hormonal, tu sistema enzimático para asimilar los nutrientes, el pH saludable, etcétera, dependen químicamente de tus emociones. Hay mucha diferencia entre sentir enamoramiento o sentir amargura. El impacto químico es del todo diferente sobre tu organismo, tu salud y tu rejuvenecimiento. De ahí que se convierta en imprescindible manejar técnicas y herramientas para gestionar las emociones negativas que generan toxicidad y fomentar las emociones del bienestar que producen vitalidad y regeneración biológica.

Como te expliqué antes, no es el paso de los años, sino la intoxicación a la que vamos sometiendo a nuestro organismo lo que en realidad nos envejece. Las emociones negativas producen reacciones químicas tóxicas en nuestro cuerpo que lo debilita, enferma y envejece.

Las hormonas son química orgánica que una vez en la sangre ha de ser utilizada por completo para responder a la necesidad que las liberó. De lo contrario, permanecen en la sangre intoxicando las células. Así, cuando sentimos miedo, se produce adrenalina para estar alerta y responder de inmediato. Pero si el miedo no lo causa un peligro real que exija que tu cuerpo se dispare al cien por cien para defenderse, sino que es debido al estrés (miedo) por no terminar en el plazo un proyecto, el excedente de adrenalina se queda en tu cuerpo intoxicándolo, ya que cuanto más tiempo se man-

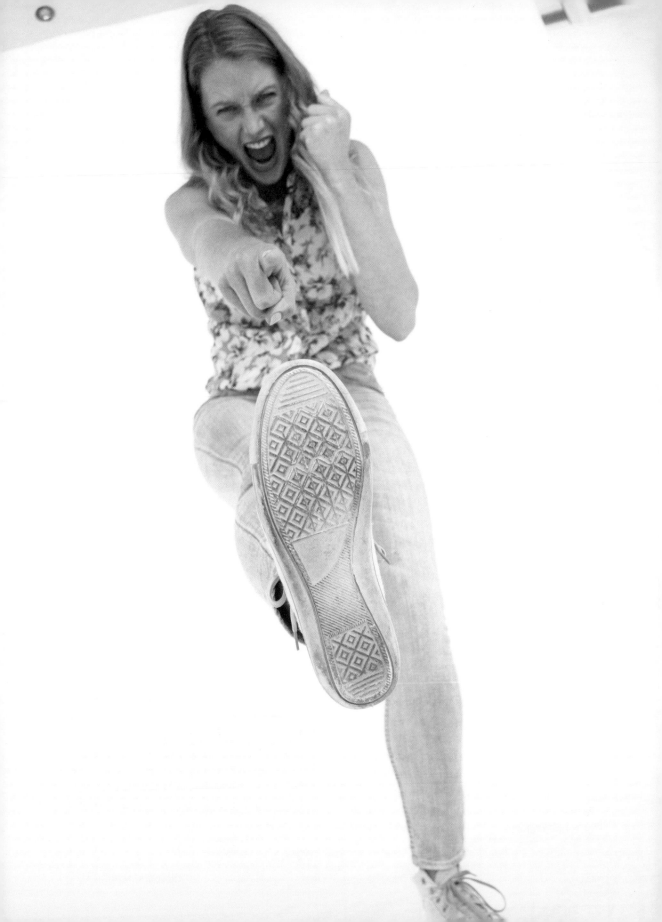

tiene la hormona en la sangre más se prolonga la respuesta. Nuestro organismo invierte la mitad del tiempo y la energía de vida en desactivar las reacciones químicas de las emociones negativas acumuladas. ¿Te das cuenta del impacto que esto tiene en el envejecimiento?

Libérate de la toxicidad emocional

La emoción, químicamente hablando, es visceral, orgánica, se siente en el cuerpo y solo puede ser liberada a través de él.

Podrás liberar las emociones al correr, saltar, sacudirte, dar puñetazos, bailar, cantar, llorar, gritar, reír, etcétera, poniendo y descargando en ello la emoción.

Si estás enfadado, corre para expulsar la rabia, o patalea o da puñetazos a un almohadón.

Si sientes tristeza, expúlsala llorando, cantando o dándote una ducha (el agua es una buena conductora de emociones), y siente cómo el agua se lleva tu tristeza y te limpia de ella. También te servirá escribir y volcar tu emoción en el papel, o contárselo a alguien, pero sin abusar, pues lo que estás echando fuera es tóxico y podría afectarle de un modo negativo. Todas estas acciones te liberarán de la química tóxica. La emoción es tuya, da igual lo que haya provocado que se dispare. Solo tú eres responsable de ella y de liberarla o descargarla sin salpicar a otros. Una vez eliminada, ya en frío, podrás tratar el tema de forma asertiva con quien sea preciso.

La emoción sentida es una emoción que se libera y no deja huellas.

Otro procedimiento para gestionar la química de la emoción es decidirte a sentir la propia emoción. Antes de que reacciones mentalmente a ella, siéntela en tu cuerpo. Es una sensación física, no la rechaces. Lo que genera el bloqueo es, de hecho, ese rechazo hacia la percepción sensorial, pues a lo que te resistes, persiste. No le tengas miedo; ya te dije que es como una flor: se abre y luego muere. Permite que pase a través de ti. Acéptala, luego se disipará.

Puede que la sensación sea desagradable, pero se pasará. Se complica solo en el caso de que, en vez de sentir la emoción en el cuerpo, permites que los pensamientos la alimenten. No les prestes atención. Sin atención, los pensamientos mueren. Si te concentras en la sensación corporal y rompes el vínculo entre esta y el pensamiento, la emoción negativa se libera con rapidez.

En lugar de rechazar la emoción déjala vivir, es puramente visceral, orgánica. La emoción pasará por unas cuantas transformaciones sensoriales y desaparecerá sin más, dejándote tranquilo.

Hormonas, la chispa de la vida

Al hablar de la química de la emoción y de los mensajeros moleculares que la integran, como los péptidos, los neurotransmisores (en clave 6) y las hormonas, he de referirme a estas últimas como posible causa de desequilibrio emocional. Tener mal las emociones afecta a tus hormonas y tener mal tus hormonas afecta a tus emociones.

En antiaging, las hormonas son un aspecto de gran importancia y requieren prescripción, supervisión y seguimiento médico. Normalmente, se realiza un análisis de laboratorio muy detallado en el que se toman valores no solo de vitaminas, minerales, aminoácidos, antioxidantes y ácidos grasos, sino también de hormonas como melatonina, cortisol, DHEA, T3 y T4, estradiol, estrógenos, progesterona, testosterona, etcétera.

Dependiendo de qué hormona sea la que está afectada por defecto o por exceso, los síntomas emocionales que experimentamos son diferentes. A cada hormona le corresponde un clima emocional distinto.

Para la medicina convencional, lo normal en términos de salud es lo contrario a la enfermedad, por lo que se considera normal lo que no es patológico. Así, los sofocos, la irritabilidad, la inquietud, el desánimo, el insomnio, la pérdida de memoria, la apatía sexual, etcétera, son considerados «normales» a partir de determinada edad.

Si con cincuenta años vas al médico y le cuentas que padeces los síntomas del párrafo anterior, seguramente te dirá que a tu edad eso es «normal». «Normal» de acuerdo a los valores que se toman de referencia, pero ello no implica que no se tengan carencias de energía y vitalidad o que las hormonas estén funcionando bien.

Según los resultados de las analíticas, se puede optar por una dieta antitóxica y complementación nutricional adecuada para aumentar los niveles hormonales y la vitalidad. El ejercicio físico será también necesario como parte del tratamiento. Si los niveles son demasiado bajos, podría ser conveniente iniciar una terapia de sustitución hormonal (TSH), siempre con vigilancia médica.

Como te decía, se pueden tratar químicamente los desequilibrios hormonales, y con ello equilibrar las emociones, a través de la alimentación y la complementación nutricional. Se trataría de llevar una dieta alcalina, libre de tóxicos, y de aumentar ligeramente el porcentaje de proteínas: 40% de carbohidratos, 30% de proteínas y 30% de grasas saludables, además de ejercicio aeróbico y anaeróbico.

Comenta con un especialista la conveniencia de tomar los siguientes complementos nutricionales, muy eficaces para mejorar el estado emocional:

- Aceite de pescado: suele recomendarse tomar 3 gramos al día de omega-3 de calidad, que contenga los dos ácidos grasos EPA y DHA en una proporción de 3 a 1.
- Vitamina D: suele recomendarse tomar 2000 IU al día para fortalecer el ánimo.

Los niveles adecuados de estos nutrientes en la sangre proporcionan una buena salud emocional.

Otros complementos nutricionales para mejorar el ánimo y las emociones (consulta con el especialista que conozca tu caso particular):

- **Hipérico** (hierba de san Juan): es un antidepresivo natural. Mejor tomarlo en una formulación que también contenga hiperforina, a la que se atribuyen efectos sobre los neurotransmisores. Estos efectos se notan a las pocas semanas y a los dos meses se obtiene todo su beneficio.
- **SAMe** (S-adenosil metionina): una molécula natural del organismo que ha sido estudiada con fines antidepresivos, así como para el tratamiento de la osteoartritis y la fibromialgia.
- **Rhodiola**: es efectiva para levantar el ánimo, combatir la depresión y desarrollar la memoria. También aumenta las defensas del sistema inmunológico y mejora el rendimiento físico y mental.
- **Triptófano 5HTP:** aminoácido antidepresivo.

LA COGNICIÓN DE LA EMOCIÓN

En la primera etapa de este viaje al antiaging vimos la importancia de los pensamientos, de cómo estos co-crean nuestra realidad exterior. A estas alturas del camino, estás viendo que de ellos también depende nuestra realidad interior. Según cómo pienses, así te vas a sentir. En solo un momento tú puedes cambiar tu pensamiento, y en ese momento cambiarás el color de tu día. Haz la prueba.

Te he mostrado diferentes maneras de cambiar tus pensamientos y elegir aquellos que cultivan las emociones saludables y rejuvenecedoras modulando tu «sentir», proporcionándote bienestar.

Recuerda que un sentimiento es una emoción a la que se le ha sumado un pensamiento. Cambiando tus pensamientos, estás modificando tu clima emocional y el modo en que te sientes.

No hay por qué aferrarse a los pensamientos. Pueden cambiarse si no te funcionan. Puedes actualizar tu sistema operativo sustituyendo los programas o patrones de pensamiento que te producen malestar y desdicha por otros más saludables, funcionales y eficaces para este momento de tu vida. La psicología cognitivo-conductual, las técnicas de programación neurolingüística (PNL) y la terapia cognitiva consciente son muy eficaces para conseguirlo. Ya solo con aplicar los conocimientos que estoy compartiendo contigo en este libro podrás lograrlo, a través de un cambio de tus pensamientos para cambiar tu sentir. Recuerda siempre que tú eres más que tus pensamientos, eres el testigo de tus pensamientos, y eso lo cambia todo, porque te da poder.

TÚ EVOLUCIONAS: LAS EMOCIONES COMO MAESTRAS

Además de movernos e impulsarnos en la vida, las emociones juegan un papel magistral en ella, nos hacen crecer y evolucionar. Son las maestras que nos muestran las lecciones que nos conviene aprender si queremos evolucionar.

La vida es una aventura de evolución, recuérdalo. Es muy importante tener esto presente cuando hablamos de antiaging. No se trata de revertir nuestra biología solo para vernos y sentirnos diez, quince o veinte años más jóvenes. Se trata de rejuvenecer mientras evolucionamos. Esto no solo facilita que lo logremos, sino que le otorga mayor sentido y trascendencia. Saber que cada emoción te regala una lección evolutiva te congracia con ellas.

Aquí te nuestro los pasos para evolucionar a partir de la emoción:

Paso 1: El primer paso para gestionar bien una emoción a nivel evolutivo es permitírtela. No la rechaces, no te encojas temiendo sentirte mal (cuando la emoción sea negativa). La sientes porque estás vivo, y estar vivo es bueno.

Paso 2: El segundo paso es identificarla, ponerle nombre. Muchas veces solo sabes que estás mal y que no quieres sentirte así. Si alguien te pregunta qué es exactamente lo que te ocurre, con frecuencia no sabes cómo definirlo, solo que te sientes fatal. En una situación así te vendría bien detenerte y preguntarte: «¿Qué es exactamente lo que siento?» ¿Celos, envidia, ira, culpa, tristeza, decepción, aburrimiento...?

Paso 3: Imagínate que ya has identificado la emoción que sientes, y son celos. El tercer paso sería preguntarte: «¿Qué me dicen los celos de mí mismo?». Aquí debes abrirte a la exploración. Podrías llegar a diferentes conclusiones:

3.1 Quizá los celos te dicen que eres inseguro, que te falta autoestima, que siempre te comparas con los demás y sales malparado por ser menos guapo e interesante, con poca conversación, más patoso...

3.2 Quizá no te digan eso, sino que eres posesivo, controlador, desconfiado, irrespetuoso...

3.3 O quizá todo lo contrario, y el mensaje que la emoción te transmite es que eres blando, que no muestras carácter, que no sabes poner límites, que en ocasiones consientes «coqueteos» e infidelidades de tu/s pareja/s...

3.4 Podría ser cualquiera de estos mensajes o algún otro que la emoción te surgiera. Cada uno sabe perfectamente cuál es el mensaje de la emoción que ha sentido, si profundiza en ello.

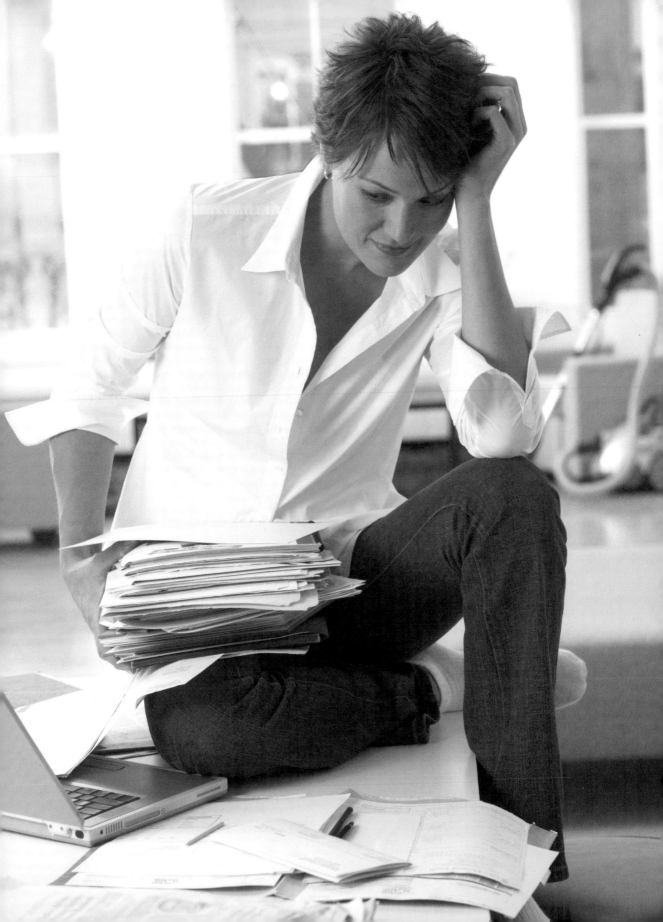

Paso 4: Dependiendo de cuál sea el mensaje concreto que los celos tengan para ti, tendrán una solución que te llevará a evolucionar en una dirección u otra. Supongamos que para ti el mensaje fuese el primero que hemos considerado (paso 3.1). En este caso, el siguiente paso sería preguntarte: «¿Quiero ser más seguro, desarrollar mi autoestima, dejar de compararme con los demás, cuidar mi imagen para estar más atractivo, aprender cosas nuevas, desarrollar la capacidad de comunicarme mejor, aprender una habilidad nueva, comenzar con una actividad diferente, practicar algún deporte o bailar para ganar soltura en mis movimientos?

Paso 5: Si la respuesta es afirmativa para todos o alguno de estos aspectos, te conviene ponerte manos a la obra. Según tus posibilidades, podrías contratar a un coach o asistir a algún taller o curso relacionado con tus necesidades, leer libros sobre esa temática y llevar a la práctica lo que te parezca más interesante, cuidarte, hacer ejercicio, mejorar tu imagen...

Paso 6: Si lo haces, pasados unos meses te sentirás más seguro y confiado, gozarás de mayor autoestima, te encontrarás cómodo en reuniones en las que podrás compartir de igual a igual, tendrás más cosas que decir, te gustará más tu aspecto, te sentirás más atractivo, te moverás con más gracia y soltura... En otras palabras, habrás mejorado en aquello que te hayas propuesto mejorar.

Paso 7: Finalmente, cuando mires atrás, podrás reconocer: «Gracias a que pasé una mala temporada padeciendo tremendos celos, ahora me he convertido en una mejor versión de mí mismo. He evolucionado y me siento mucho más pleno y feliz». Te darás cuenta, reconocerás que los celos eran el maestro que venía a enseñarte lo que tenías que cambiar para ser más feliz a través de la evolución. Y estarás agradecido por ello.

Cuando aprendes esto, cuando lo experimentas y le sacas partido, los estados emocionales negativos ya no te atormentan como antes, ya no te resistes a ellos. Siguen siendo desagradables, pero te abres a ellos y al aprendizaje que contienen para ti, sabiendo que estás creciendo y ganando con ello. De esta manera el bache se pasa más rápido y con otro talante. Prueba a practicarlo desde ahora; ya verás qué diferencia.

Que todo lo que pase a través de ti se transforme.

MANEJAR EL ESTRÉS ES FÁCIL

No se trata de un título facilón. Te vas a quedar asombrado de lo sencillas que son las técnicas para controlar el estrés. Actualmente los protocolos antiaging de las mejores clínicas especializadas incluyen estas técnicas de control del estrés, junto con la nutrición y el ejercicio físico, como indispensables para el rejuvenecimiento y la longevidad.

El estrés es el hijo del miedo. Siempre que sientes estrés (tensión, presión, ansiedad...) el miedo está presente: miedo a no dar la talla, miedo a que te despidan del trabajo, miedo a no cumplir los plazos, miedo a arruinarte, miedo a que te deje tu pareja, miedo a hablar en público...

> **«El miedo termina cuando tu mente se da cuenta de que es ella quien crea el miedo.»**
> **ALEJANDRO JODOROWSKI**

Cuando sientes miedo, se ponen en marcha los mecanismos de lucha y de huida. Estos mecanismos nos fueron muy útiles para la supervivencia cuando, en tiempos primitivos, vivíamos en las cavernas y había que defenderse de depredadores y tribus rivales. Pero hoy en día son disfuncionales, y suponen un derroche muy grande de energía cuando se trata de llevar adelante un proyecto o enfrentarse a las situaciones de nuestra vida en el siglo xxi.

Veamos cómo funciona el mecanismo del miedo, porque conociéndolo podrás controlarlo. Frente a una situación de peligro real o imaginario, se despliegan los siguientes síntomas de «lucha/huida» en nuestro sistema cuerpo-mente: se libera adrenalina y cortisol (las hormonas del estrés), el corazón bombea más rápido (incluso puede haber taquicardia), aumenta la presión sanguínea, la respiración es rápida y agitada, los músculos se tensan... Todos los recursos han de ir al cuerpo para garantizar nuestra supervivencia, por eso cuesta pensar con claridad y concentrarse.

Cuando estamos estresados se dispara el mismo mecanismo: mayor frecuencia cardíaca, tensión muscular (a veces contracturas), respiración superficial (el aire solo llega a la parte superior de los pulmones) y más bien rápida, problemas de atención y de concentración mental... Aprender a controlar el estrés pasa por cortar ese mecanismo utilizando unas técnicas muy sencillas y de gran eficacia.

Para controlar el estrés, respira

Como ya hemos comentado, el cuerpo y la mente están integrados. Todo lo que haces en y con el cuerpo tiene un efecto inmediato en la mente y viceversa. Pues bien, a una mente agitada (estresada) le corresponde una respiración agitada. Si te fijas, hoy en día la mayoría de la gente respira de un modo bastante superficial, el aire solo llega a la parte superior de sus pulmones y tanto las inspiraciones como las espiraciones son rápidas y

prácticamente sin pausas entre ellas. Es muy diferente cuando la mente está calmada. Por ejemplo, imagina cómo respiras cuando estás tumbado en la playa, escuchando las olas y mirando cómo se mueven las nubes en el cielo... Cambia, ¿verdad? La respiración en este escenario es más profunda y con pausas prolongadas entre la inhalación y la exhalación. Y es que a una mente tranquila le corresponde una respiración así.

Para calmar una mente estresada nada mejor que aprender a controlar la respiración. Con ello también se calmará tu ritmo cardíaco.

Te propongo que realices este ejercicio:

Siéntate cómodamente con la espalda recta. Coloca tu mano izquierda en el vientre, a mitad de camino entre el ombligo y el pubis. Coloca la mano derecha delante de la boca, a unos centímetros de distancia. Imagina que el espacio de tu vientre y tu tórax es como un globo. Inspira aire por la nariz y envíalo a tu vientre, donde reposa la mano izquierda, y siente cómo la zona se hincha. Después, el aire se desplazará hacia arriba, al tórax, hasta llenarlo también, y terminará en la parte alta de tus pulmones. A continuación, exhala con suavidad por la boca, empezando a expulsar el aire desde el vientre y siguiendo su camino ascendente hasta el exterior a través de la boca, y notando en tu mano derecha cómo el aire sale de tu cuerpo.

Repite el ejercicio anterior varias veces hasta que te familiarices con él. Cuando eso ocurra, ya no hará falta que coloques una mano delante de la boca y quizá tampoco que coloques la otra sobre el vientre, aunque, si te resulta más fácil, mantener así.

Cuando hayas interiorizado esta respiración profunda y muy consciente (ya que toda tu atención estará en la acción de respirar para poder realizarla de forma correcta), estarás preparado para realizar el ejercicio completo. Se trata de que inhales profundamente por la nariz, como te he indicado, en 6 tiempos (mientras cuentas 6 mentalmente). Retén el aire dentro de ti durante 6 tiempos y luego exhala con suavidad por la boca en 6 tiempos. Por último mantén los pulmones vacíos 6 tiempos y luego vuelve a comenzar un nuevo ciclo. Si te resulta difícil en 6, puedes hacerlo con 4. Repite el ejercicio varias veces al día (mínimo tres veces: mañana, tarde, noche) para familiarizarte con él. Cuando eso ocurra, dirige tu atención a las pausas entre inhalación y exhalación (globo lleno) y entre exhalación e inhalación (globo vacío), y nota cómo está tu mente. Sentirás que se encuentra muy serena y aquietada. El ritmo de tu corazón también se habrá tranquilizado. Quédate con esa sensación, incorpórala, hazla tuya.

Pasados unos días, cuando ya tengas instalada la pauta respiratoria 6/6/6/6, cámbiala por esta: 4/6/4/6, y ensáyala igual que la anterior durante varios días, conectando con tu sensación mental en los momentos de globo lleno y globo vacío, que serán ligeramente más largos que los de tomar y soltar el aire.

Como verás, al inhalar y exhalar hondo estás consiguiendo respirar con más profundidad, oxigenando tu cerebro, tu cuerpo y todos sus tejidos. Además, en los períodos de pausa estás consiguiendo conectar con un espacio interior en el que hay calma y quietud. El siguiente paso será cambiar la pauta de nuevo. Ahora realiza respiraciones en 2/4/2/4. Estarás consiguiendo lo mismo en menos tiempos. Ello te permitirá poder calmarte de forma discreta en mitad de una reunión, durante una discusión o haciendo una presentación en público.

Los ejercicios de respiración profunda consciente le sentarán muy bien a tu salud, te darán confianza y comprobarás que son un arma poderosa a tu servicio. La condición es que los practiques, que no los abandones a la improvisación. Si solo los lees y los tienes en mente para utilizarlos llegado el momento, no lograrás realizarlos de forma adecuada. Solo cuando lo hayas entrenado desde el principio, tu cuerpo lo interiorizará y podrás recurrir a ellos siempre que lo necesites. Para cerciorarnos de que lo cumples, te propongo lo siguiente:

> **Programa la alarma (discreta) del móvil cada dos horas para recordarte iniciar tu respiración profunda-pausada-consciente durante cinco minutos. Con esta práctica te garantizas el control de tu respiración, ritmo cardíaco y calma mental en cualquier situación que lo necesites.**

Para controlar el estrés, suelta tus músculos

Como vimos, con el miedo los músculos se contraen, para dar puñetazos o para correr. Cuando se está estresado, ocurre lo mismo. A veces hay contracturas, otras solo tensión muscular, puños cerrados, movimientos nerviosos repetitivos y rápidos (como mover los pies mientras se está sentado), o simplemente apretar las mandíbulas. El cuerpo está alerta ante el peligro, real o imaginario, que lo amenaza. De la misma manera que hemos hecho con la respiración, puedes calmar la mente estresada mediante la relajación de tus músculos corporales.

Este repertorio que te mostraré a continuación está inspirado en la técnica de relajación muscular progresiva de Edmund Jacobson, psiquiatra y fisiólogo estadounidense. Esta técnica sigue siendo muy vigente. La idea es que te familiarices con

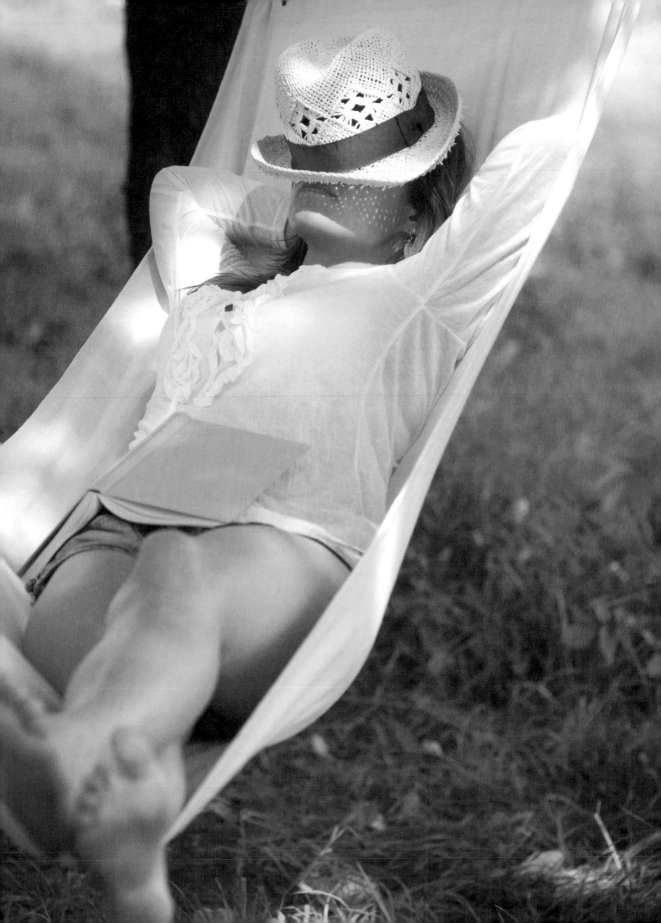

Tómate un tiempo para ello; puedes tumbarte o sentarte. Cierra los ojos. Haz unas cuantas respiraciones profundas-pausadas-profundas, ahora que ya sabes hacerlo. A continuación, lleva tu atención al pie derecho. Despacio, empieza a escanear mentalmente los dedos, la planta, el tobillo... Si encuentras alguna tensión, deshazla. Sigue subiendo por tu pierna hasta la rodilla, soltando las tensiones que vayas encontrando, luego al muslo y por último a la cadera. Al concluir afirma para ti: «Mi pierna derecha ya está totalmente relajada». Repite lo mismo con la izquierda y concluye: «Mi pierna izquierda está totalmente relajada». Siente tus piernas flojas y pesadas: «Mis dos piernas están totalmente relajadas».

Dirige entonces la atención a tus brazos. Concéntrate primero en el derecho (si eres diestro): mano, muñeca, antebrazo, codo, brazo, hombro. Escanea cada parte y afloja: «Mi brazo derecho ya está totalmente relajado». Luego repite el proceso con el brazo izquierdo: «Mi brazo izquierdo ya está totalmente relajado».

Sitúa el escáner en el tronco y repasa las caderas; suéltalas por completo. Afloja también los glúteos. Repite cada vez: «Mis caderas ya están totalmente relajadas», «Mis glúteos ya están totalmente relajados». Le llega el turno al pecho y hombros, relájalos de la misma forma: «Mi pecho ya está totalmente relajado », «mis hombros ya están totalmente relajados». También escanea mentalmente toda tu espalda y suelta cualquier parte que encuentres tensa: «Mi espalda ya está totalmente relajada». Haz un repaso general del tronco por si queda alguna tensión y deshazla: «Mi tronco ya está totalmente relajado».

Hemos llegado al cuello, cara y cráneo. Estas partes son importantes, pues acumulan mucha tensión. Con los hombros y el pecho ya relajados, te resultará sencillo relajar del todo el cuello: «Mi cuello ya está totalmente relajado». En la cara, empieza por la boca, permite que caiga por su propio peso, y no olvides relajar también la lengua. Mejillas, párpados, entrecejo, frente, cráneo...: «Mi cara ya está totalmente relajada», «Mi cabeza ya está totalmente relajada». Realiza un repaso general por si queda alguna parte de tu cuerpo en la que notes una mínima tensión y deshazla. Disfruta de la sensación maravillosamente orgánica de sentir bienestar en todo tu cuerpo. Regálate permanecer en «la gloria» al menos tanto tiempo como has tardado en llegar a ella.

tu capacidad para controlar la tensión de tu cuerpo, y en un momento dado puedas recurrir a aflojarlo, sabiendo que a un cuerpo relajado le corresponde una mente en calma.

Puede que estés tan tenso que realizar estos ejercicios te genere aún mayor ansiedad. Si ese es tu caso, al principio puedes optar por la siguiente alternativa: pon en máxima tensión todo tu cuerpo, apretando los puños, las mandíbulas, los párpados... Mantente así durante unos segundos y luego suelta de golpe toda la tensión. Vuelve a repetir la operación varias veces. Empieza a conectar con la sensación que sientes en tu cuerpo cuando sueltas la tensión y lo aflojas.

PARA CONTROLAR EL ESTRÉS, ENFOCA TU ATENCIÓN, VISUALIZA Y SONRÍE

Ya te anticipé que las técnicas para controlar el estrés eran bien simples. Respirar, relajar los músculos... No pienses que hay nada más sofisticado, a excepción de un software de neurobiofeedback por ordenador. Además de las técnicas de respiración y de relajación muscular, puedes añadir otras maneras de detener el mecanismo del miedo y, por tanto, también el estrés. Una de ellas consiste en ejercitar la atención. Vimos cómo el miedo, el estrés y la ansiedad (que es la consecuencia de un gran estrés mantenido) bloquean las funciones cognitivas, puesto que en el estado de alerta todos los recursos han de ir al cuerpo. Las personas con un estrés importante tienen disminuida la capacidad de atención y de concentración, lo que dificulta llevar a cabo sus actividades y empobrece su calidad de vida.

Realizar ejercicios de enfocar la atención resulta de gran utilidad para combatir el estrés. Puedes llevar a cabo prácticas de atención con un simple objeto, centrándote en él durante un minuto.

> Elige un objeto simple cualquiera, por ejemplo un bolígrafo. Durante un minuto enfoca la atención en él procurando no pensar en otra cosa, ni siquiera en el bolígrafo; solo míralo. Observa sin juzgar su color, su peso, su temperatura. No pienses en ello, solo mira, observa, experiméntalo. Si te distraes con otra cosa o te pones a pensar, en cuanto te des cuenta, vuelve al bolígrafo. Con la práctica, podrás centrarte cada vez más. Eso repercutirá de forma notable en tu

> atención y concentración. Estos ejercicios deben ser practicados a diario para que resulten eficaces.

Supongo que esta técnica de atención te ha recordado a la meditación. Pues has dado en el clavo, ya que la meditación es una práctica de atención pura. Por esa razón la meditación también es un medio excelente de combatir el estrés.

Otra de las características del miedo-estrés-ansiedad es su carácter sombrío. Las facultades cognitivas se restringen y la mente se ve invadida por temores repetitivos e ideas obsesivas acerca de todo lo malo que puede llegar a sucedernos. Para combatirlo, visualizar cosas relacionadas con el amor, bellas y divertidas también resulta eficaz.

> Extrae de tus archivos mentales una escena preciosa de una puesta de sol en tu playa preferida (real o imaginada, ya vimos que la mente no diferencia lo real de lo virtual). Cierra los ojos y permanece unos minutos en ella. También podrías escoger para visualizar la cara o la presencia de una persona a la que ames. En cuanto le ofreces a tu mente esa imagen, tu cuerpo recibe la química de bienestar correspondiente, y eso te ayuda a serenarte si utilizas este recurso de forma sistemática.

Lo mismo pasa con la sonrisa, ya que en su composición (y en la de la risa) intervienen en particular cuatro músculos (buccinador, risorio de Santorini, cigótigo mayor, cigótico menor), que son incompatibles con los movimientos del estado de alerta propios del estrés. ¿Has visto lo relajado que te quedas tras un ataque de risa? Cualquier cosa que te haga sonreír o reír pone en marcha la fisiología del bienestar, que es la contraria a la del estrés.

> **Para combatir el estrés, esboza una sonrisa de oreja a oreja y mantenla durante treinta segundos, aunque no tengas ninguna razón para ello. Resulta tremendamente terapéutico.**

TIEMPO ES IGUAL A VIDA: GESTIONA TU TIEMPO Y REJUVENECE

La sensación actual de «no tener tiempo», de ir corriendo de una actividad a otra, de sentir que no llegas a todo, es sumamente desgastante, estresante y te envejece. Si quieres rejuvenecer y llegar a longevo en plenitud, has de cambiar tu percepción del tiempo. Este es una construcción mental bastante subjetiva. Si te parece que el tiempo vuela, la buena noticia es que tú eres el piloto. Tú puedes ejercitarte para desarrollar la percepción de estar fundamentalmente en el presente con la confianza de que tienes tiempo suficiente para todo lo que de verdad deseas hacer.

Si eres de los que dice que no tienes tiempo para hacer ejercicio físico, pararte a «respirar» de forma consciente, organizarte para comer sano..., yo te digo que «tiempo» es igual a «vida», y que por ello cuando dices «no tengo tiempo» estás afirmando «no tengo vida»; cuando dices «no controlo el tiempo» es como si declararas «no controlo mi vida»; «no sé gestionar mi tiempo» viene a ser igual que «no sé gestionar mi vida»; etcétera.

La sensación de falta de tiempo y la dificultad para gestionarlo suele ser en sí misma uno de los mayores motivos de estrés. Dentro de la filosofía de vida antiaging conviene generar una estructura de bienestar saludable que recoja todos los aspectos de tu vida. La llamo la «estructura 8-8-8», en donde 8 horas son para tu actividad profesional, 8 horas para tus quehaceres personales y las 8 restantes son para dormir y recuperarte.

En las horas para dedicar a tus quehaceres personales estaría hacer la compra, cocinar, comer, organizar la casa y la ropa, practicar ejercicio físico, dedicarse al cuidado personal (higiene, pelo, uñas, masaje, tratamientos), relacionarse con los seres queridos, estudiar, leer, ir al cine, y el ocio en general. Si te organizas bien, podrás planificar la semana de manera que a lo largo de ella todos estos aspectos reciban una atención de calidad.

Aparte quedan los fines de semana, para desconectar de lo profesional e incrementar el número de actividades lúdicas; incluso para disfrutar de tiempo para «mirar las musarañas» y no hacer nada, tan recomendable en estos tiempos tan abigarrados de cosas en que vivimos, que exigen llenar cada segundo con una actividad. Somos «seres humanos», no «haceres humanos», así que déjate algún espacio para, simplemente, ser.

A continuación voy a proporcionarte unos cuantos *tips* que te ayudarán con la gestión de tu tiempo-vida.

- Registrar en qué inviertes tu tiempo/tu vida: establece qué porcentajes le dedicas a cada actividad. Una vez que lo sepas, para empezar comprueba si a lo que le dedicas el 30 % de tu tiempo/vida te proporciona al menos un 30 % de satisfacción. Luego, reflexiona y ve incorporando cambios.
- Diferenciar lo vital de lo trivial: te ayudará saber cuáles son tus valores personales y tus propósitos en la vida. No significa que lo trivial no tenga cabida, pero, ante la disyuntiva, la prioridad conviene que sea lo vital.

- Establecer objetivos anuales, trimestrales, mensuales, semanales, diarios...: no lleves todo el peso en tu cabeza; una buena agenda es una gran aliada.
- Establecer prioridades: distinguir lo urgente de lo importante y de lo demás. Lo urgente es solo aquello que está en «fecha límite». Te darás cuenta de que si estás atento y te organizas con una agenda, no hay tantas cosas urgentes.
- Identificar los ladrones de tiempo (e-mail, llamadas, charlas...): ser eficaz significa producir más en menos tiempo, y para ello conviene concentrarse en las tareas sin permitirte desvíos de atención. Pide que no te pasen llamadas o silencia tu teléfono, y evita conversaciones personales en horas de actividad.
- Cada dos horas y media, tómate un descanso breve: si quieres puedes revisar las llamadas y mensajes personales o solo estirar las piernas y respirar de un modo consciente.
- La multitarea no resulta eficaz: céntrate en una sola actividad a la vez, y sigue con otra.
- Estar en el presente te permite «estar presente» en la tarea que realizas. Eso se nota: te sorprenderá la potencia y eficacia que tiene el «poder del ahora».
- Aprender a delegar: elige a las personas a las que podrás confiar algunas tareas profesionales y personales. Muéstrales paso a paso cómo necesitas que se lleven a cabo. Ensaya con ellas hasta comprobar que lo han entendido y luego suelta mentalmente y confía en que lo harán bien. Después ya sólo necesitarás supervisar muy de vez en cuando a la vista de los resultados.

Al final de nuestro recorrido por esta «Clave», ya vas teniendo suficientes conocimientos que poner en práctica para sentirte bien, sentirte sano, sentirte *ageless*.

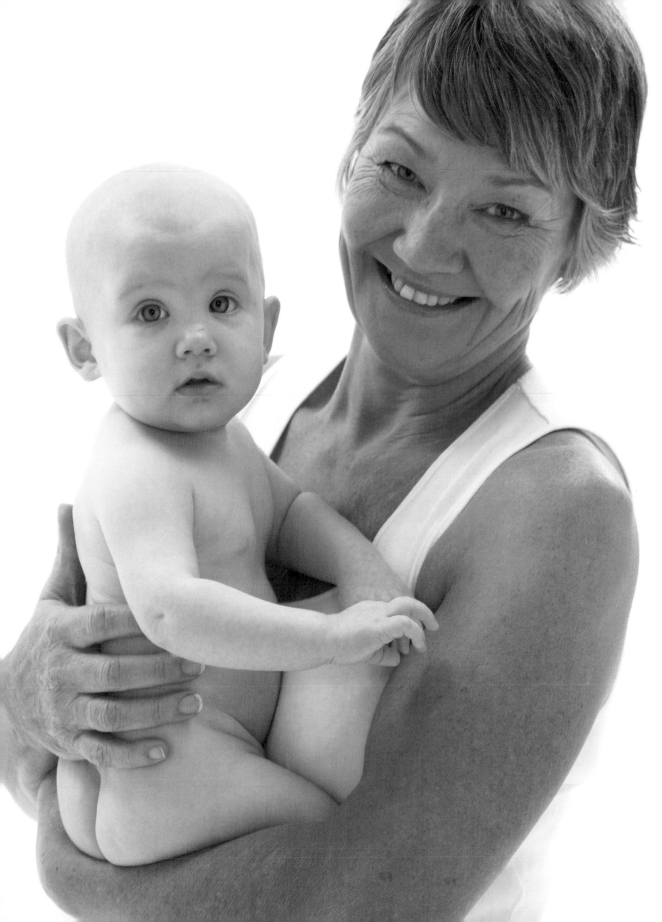

- Clave 5 -

AMAR
PARA REJUVENECER

Tú, ¿cómo amas? ¿Cuánto amor has recibido? ¿Cuánto amor necesitas? Es evidente que el amor rejuvenece. «El amor, que mueve el sol y las estrellas», como dijo Dante Alighieri. Así es, el amor nos mueve. Todo lo que hacemos es por amor... Piénsalo. Y es así porque somos amor. Esa es la razón por la que revitaliza y rejuvenece tanto, porque es la energía de la que emanamos. Cuanto más amor eres capaz de sentir, de dar y recibir, más energía y vitalidad experimentas. El amor es el gran descubrimiento de nuestra vida. Recorremos toda nuestra existencia revelando ese inconmensurable misterio.

Esta etapa del viaje será mucho más que romántica: será sublime. Abróchate el cinturón, porque nos elevaremos tanto que te sentirás como si estuvieras volando. Acuérdate de que dijimos que el amor es la madre de todas las emociones positivas, las de más alta vibración, por ello te sientes tan ligero cuando lo experimentas.

Ya vimos que la longitud de onda de la emoción «amor» es corta y rápida, con muchos puntos de contacto-activación del ADN, lo que genera gran vitalidad, sinónimo de rejuvenecimiento. El amor es el estado en el que este y la longevidad se manifiestan.

Amar te hace vivir de verdad; lo demás es tan solo un sucedáneo. Mientras dura esta vida, podrás amar en los diferentes escenarios en los que el amor se experimenta: autoestima, amor de pareja, amor familiar, amistad, amor por lo que haces, amor por la vida...

> «Todo lo que sabemos del amor es que el amor es todo lo que hay.»
> EMILY DICKINSON

¿Cuándo comienza tu historia de amor? Comienza mucho antes de nacer, pero, para este viaje hacia el rejuvenecimiento y la longevidad, empieza durante tu gestación y parto, y se fragua en tu infancia. De ahí provienen los patrones y las claves de tu programación amorosa. ¿Cómo fuiste amado de niño? De la respuesta depende la manera en la que amas y eres amado en la actualidad.

La manera en la que fuiste amado es, en verdad, muy determinante. Sin embargo, tú tienes el poder, ahora, en el presente, de cambiar esos patrones si fuera necesario para tu felicidad, tu salud y tu rejuvenecimiento. Para ello, antes has de entender lo que pasó. Esta es tu historia y la de todos.

«El amor no tiene cura, pero es la única cura para todos los males.»
Leonard Cohen

Cuando somos bebés, nuestra necesidad de amor es inconmensurable. Nos nutrimos de él porque esa es la energía de nuestra alma que anima el sistema cuerpo-mente. Como ya te dije, la energía sigue a la atención: allá donde centras tu atención, ahí va tu energía.

Así que ahí estamos, de pequeños, con una necesidad insaciable de amor, de energía en forma de la atención de nuestros padres para nutrir nuestro ser. Nuestra supervivencia en este mundo depende de ello. Pero, por más amorosos que hayan sido nuestros padres, por más atención que nos hayan dedicado, nuestra necesidad de niños nunca se verá saciada.

Imaginemos que has tenido la fortuna de gozar de unos padres amorosos y atentos que han estado física y emocionalmente presentes en tu niñez. En alguna ocasión tu cariñosa madre, o los dos, habrán tenido que marcharse de viaje, a trabajar, a comprar, a la peluquería, al cine... De niños, experimentamos esas ausencias como un abandono y entramos en la vibración del miedo (la contraria al amor, ¿recuerdas?). A continuación,

nos decimos o sentimos, a un nivel sutil: «Algo malo hay en mí para que me abandonen», o «No soy lo bastante valioso para que me presten atención». Esa es nuestra primera herida de amor.

¿Te imaginas cuando no solo se trata de que mamá se haya ido a comprar el pan, sino que me regaña, me grita, me castiga...? Ahí ya estamos, como niños, sintiendo el desamor. Por fortuna, en esta etapa vivimos en el más absoluto presente, y el «zarpazo» de desamor se nos pasa enseguida, en cuanto centramos la atención en los dibujos animados, en jugar con la mascota, o en el primo que ha venido a merendar. Todo va bien hasta el siguiente «abandono». De esta manera, «zarpazo» tras «zarpazo» se va creando un «agujero» de amor. Este agujero es un vacío. Todos llevamos dentro un vacío más o menos grande de amor.

Vamos por la vida queriendo llenar nuestro vacío de amor. Buscamos a alguien que lo llene. Normalmente, cuando creemos sentir amor, se trata más bien de necesidad: «Yo te necesito a ti para que tú llenes mi vacío». Esa necesidad nos hace dependientes en nuestras relaciones, provoca luchas de poder y otras desavenencias que no contribuyen a nuestra felicidad.

A la sensación de vacío, pueden haberse ido añadiendo diferentes heridas causadas no solo por la falta de atención, sino por la manera en la que hemos sido atendidos de niños. Quizá fuimos comparados, humillados, avergonzados o mimados y protegidos en exceso... Nuestro currículo amoroso se va completando en la adolescencia y primera juventud con las diversas experiencias que vamos viviendo, siempre con el propósito inconsciente de llenar el vacío y sanar las heridas. Así se cuenta la historia.

«Yo amo, tu amas, él ama, nosotros amamos, vosotros amáis, ellos aman. Ojalá no fuese conjugación sino realidad.» Mario Benedetti

Reconectar con el niño interior; reconocer que está herido; hacerse cargo de su vulnerabilidad; transmitirle el mensaje de que no es culpable de lo que sucedió en el pasado; manifestarle que no tiene que hacer nada en absoluto para que tú le ames, porque para ti es maravilloso tal y como es, etcétera; son trabajos muy potentes y poderosos que puedes hacer para rescatar a tu niño, sanarlo y, con ello, sanarte tú.

La manera de amar de verdad, de experimentar amor del bueno, es asumiendo la responsabilidad de llenar tu vacío contigo mismo por medio de la construcción y del desarrollo de tu autoestima. Es de ese modo que te sentirás pleno y completo, y ya no necesitarás mendigar el afecto. Ya no amarás desde la carencia, sino desde la plenitud. Te sentirás muy bien solo, y junto a otros podrás sentirte aún mejor. No buscarás completar nada que te falte, pues estás completo en ti mismo. Cuando te sientes así atraes a personas que vibran en tu misma frecuencia, que también se sienten completas en sí mismas, y juntos sumáis. Ese es el terreno para el amor con mayúsculas, amor feliz, amor antiaging.

AUTOESTIMA, EL AMOR PROPIO

El amor por uno mismo es el más puro. Se encuentra en la base de todas las demás formas de amor: de pareja, maternal, paternal, fraternal, amistad, al prójimo... Si no te amas, no puedes dar ni recibir amor, porque amarás desde la carencia, solo para llenar el vacío de ti mismo. Y eso no es amor, sino necesidad, lo que se confunde con demasiada frecuencia.

Cuando era más joven me sentía feliz cuando me decían «Te necesito», porque pensaba que era una consecuencia del amor que me tenían, cuando en realidad era una señal de la falta de amor por sí mismo que tenía quien me lo decía. Yo también he dicho «Te necesito» muchas veces. Parece de lo más natural, hasta lo dice la canción: «Sin ti no soy nada...». ¿Cómo que sin ti no soy nada?... ¡Qué barbaridad! Eso trae consigo relaciones de dependencia, luchas de poder, pasiones turbulentas y toda la gama de atracciones fatales, que nada tienen que ver con el amor.

Amar es ser consciente de uno mismo, de los demás, de lo que nos pasa... y aceptar todo ello. Si no te aceptas, si te rechazas o rechazas lo que es, sufrirás. Sufrir es resistirse mentalmente a lo que es. ¿Por qué me tiene que pasar esto? ¿Por qué a mí? ¿Por qué no soy de otra manera: más alto, menos tímido, más listo, menos inseguro, más rico, menos vulgar, más joven...? Te conviene saber que a lo que te resistes, persiste. Así que si quieres mejorar tu situación, tu aspecto, tus circunstancias, no te queda otra que aceptar... por el momento. Voy a animarte a que lo hagas diciéndote que la aceptación es la plataforma para la transformación. Si aceptas, si no rechazas lo que eres, liberarás la energía que te mantiene cautivo en la resistencia. Será entonces cuando podrás desbloquearte y transformarte. Acepta tus limitaciones, solo así podrás superarlas. Porque, aunque te lo haya parecido, aceptación no significa rendición. Con la energía que se libera en la aceptación podrás pasar a la acción.

«La autoestima no es tan vil pecado como la desestimación de uno mismo.»
William Shakespeare

Pasar a la acción significa hacerte responsable de aquello de lo que has tomado consciencia y has aceptado. Quizá consista en dejar de fumar, ponerte en forma, comer sano, ordenar tu armario, cambiar de trabajo, dejar una relación insatisfactoria... Ser responsable implica asumir que tú eres la única persona encargada de tu felicidad, y no abandonar ese cometido nunca más en manos de

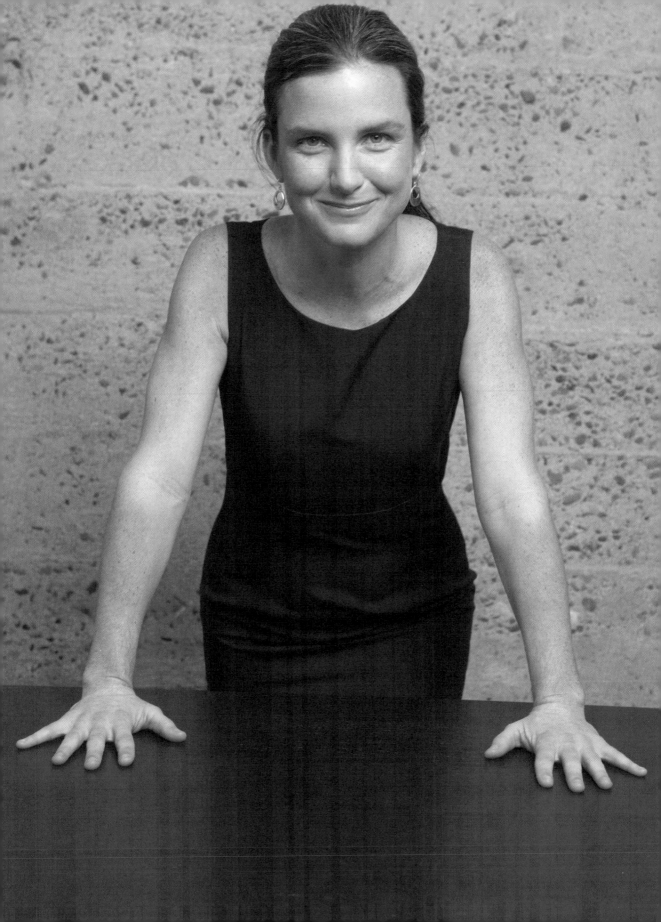

otro. Ser responsable te hace más tolerante y también más independiente, lo que beneficia tus relaciones con los demás.

En algunas ocasiones ser responsable te obliga a autoafirmarte, a poner límites, a decir «no»; por ejemplo, cuando sientes que otra persona ha invadido tu espacio personal, o cuando te sientes molesto con lo que otros han hecho. Es indispensable aprender a ser asertivo para expresar tus necesidades y tus sentimientos sin ofender a los demás.

No obstante, decir «no» tiene mala prensa. Creemos que cuando decimos «no» caeremos mal o nos rechazarán. Pero eso no es así. Piensa cuando alguien que tú aprecias te responde que «no» a cualquier petición y te lo argumenta con amabilidad. No solo no te sienta mal, sino que admiras su sinceridad y su compromiso consigo mismo.

Te propongo un ejercicio que te facilitará decir «no».

Ante una situación en la que te cueste negarte a algo que no puedes o no deseas hacer, escribe la siguiente frase: «Cuando digo "no" a ... estoy diciendo "sí" a ...».

Rellena los puntos suspensivos con aquello de lo que se trate. Por ejemplo, «Cuando digo "no" a acompañar a mi amiga de compras, estoy diciendo "sí" a quedarme en casa y terminar la presentación de mi proyecto»; o «Cuando digo "no" a prestarle dinero a mi primo, que siempre me pide, estoy diciendo "sí" a llegar sin agobios a fin de mes», etcétera.

El ejercicio anterior te ayudará a comprobar que tras la negación se esconde algo positivo que es importante para ti y seguramente comprensible para la otra persona. Darte cuenta de ello te faci-

litará decir «no». Tendrás que practicarlo, puesto que funciona como un músculo que hay que desarrollar. Póntelo fácil y empieza con personas y situaciones con las que te cueste menos esfuerzo. Cuando te afirmes en ese nivel, podrás retarte un poco más. Sé comprensivo contigo mismo, y reconoce y celebra tus avances.

Llegados a este punto estás preparado para vivir con propósito. ¿Qué es lo que más deseas en la vida? ¿Cuál es tu contribución única? Saberlo le da sentido a tu vida. Te conviene tener una intención clara en tu corazón y contar con tu mente como aliada para llevarla a cabo. Entonces, todos los objetivos que te plantees estarán alineados con tu propósito y no habrá quién te detenga.

Responde a estas preguntas:

- ¿Qué harías con gusto aunque no te pagasen por ello?

- ¿Con qué actividades se te pasa el tiempo volando?

- ¿Cuáles son tus dones o talentos naturales?

- ¿Qué te encantaba hacer de pequeño?

- ¿Qué te dicen los demás que haces bien?

- ¿Qué crees que se perdería el mundo si tú no existieras?

Tus respuestas te orientarán hacia tus propósitos. Plantéatelas sea cual sea tu edad.

El broche de la joya de la autoestima es la integridad. Por un lado, supone la integración de todos los demás fundamentos: consciencia, aceptación, responsabilidad, autoafirmación y propósito.

Ello te conducirá de forma automática a ser coherente contigo mismo: lo que piensas, dices y haces están en sintonía. Por otro, también implica que la opinión más valiosa sobre ti mismo y tus acciones es la tuya propia. Una crítica, si es constructiva, te servirá para mejorar, pero en ninguna circunstancia socavará tu valoración sobre ti mismo.

Una persona que ha recorrido ese camino no proyecta sus miedos en las otras, ni resuena con los miedos de los demás. Aquel con autoestima se tiene a sí mismo, se ama a sí mismo. No está en situación de necesitar a otra persona para llenar su vacío. Está llena de sí misma y, desde su plenitud, puede amar de verdad y recibir también amor del bueno. Entonces, se suman plenitudes: no te necesito para ser feliz, sino que contigo soy más feliz. Así se cierra el círculo, pues el amor lo es todo.

> **«Amarse a sí mismo es el comienzo de una aventura que dura toda la vida.»**
> **OSCAR WILDE**

ENAMÓRATE DE TU IMAGEN EN EL ESPEJO

La autoestima también está vinculada a la imagen personal. Las personas, para tener una mejor valoración de sí mismas, desean verse jóvenes y bellas, sentirse bien en su piel y gustarse. El espejo se convierte en el gran crítico. Recurrimos a él para cerciorarnos de que estamos bien, o para confirmar que no es así.

¿Cuántas veces al día te miras en el espejo? ¿Qué te dice tu imagen corporal? ¿Qué es lo que más te cuesta «aceptar» de cómo te ves?

En realidad, cuando te miras en el espejo, lo que percibes de tu cuerpo no te llega a través de los ojos de la cara, sino a través del ojo de la mente. La visión de este ojo suele estar distorsionada, la mayoría de las veces en negativo. Es decir, un gran número de personas se «ven» peor de cómo están en realidad. El ejemplo máximo de distorsión negativa lo constituye la anorexia. A pesar de su extremada delgadez, quien la sufre se «ve gordo».

Por otra parte, existe una minoría para los que la distorsión del ojo de la mente opera en positivo, y se «ven» mejor de lo que están de forma objetiva. Son esas personas de las que se suele decir: «Se lo tiene de un "creído"...», «Pues no es para tanto...». Sin embargo, esas personas objetivamente no bellas suelen resultar muy atractivas y acabar teniendo mucho éxito . La razón para ello es que irradian ese gustarse y transmiten la sensación irresistiblemente sensual de sentirse bien en su piel.

Te propongo un sencillo ejercicio para enseñar al ojo de tu mente a que te vea en positivo. Eso te ayudará a sentirte bien en tu piel.

Durante una semana deja de mirarte al espejo. Hazlo únicamente para lo imprescindible: peinarte, maquillarte, nada más.

Evita mirarte en el espejo de los ascensores, en los cristales de los escaparates, en el retrovisor del coche, al entrar en los lavabos... En lugar de hacerlo, piensa con determinación: «Seguro que estoy estupendo», y actúa como si así fuera.

Durante esa semana, escribe una lista de «elogios». Sí, incluye con todo detalle lo que te gusta de tu aspecto físico. Para ello, escanea mentalmente cada parte de ti, desde los dedos de los pies a la punta de tu pelo. Anota cada cosa, por pequeña que sea, que te agrade de ti mismo. Sé que no es tan fácil como si te hubiera pedido una lista de defectos; estos salen de golpe.

Procura «personalizar» los elogios, atribúyeles un carácter personal. Por ejemplo: «me gustan mis ojos almendrados de mirada profunda», «me gustan mis piernas fuertes y atléticas perfectas para correr», «me gusta la elegancia y la gracia con la que camino», «me gusta mi sonrisa, que ilumina mi cara y a quien la contempla», «me gusta la forma en la que muevo mis manos al hablar», etcétera. Que tu lista contenga como mínimo veinte puntos. Ve añadiendo nuevos elogios cada día de la semana.

Cuando esta termine, ya habrás domesticado el espejo. Después de haber estado siete días sin mirarte, te has demostrado que eres tú quien controla, y dejarás de ser el crítico de antes. Ahora lo convertirás en tu aliado.

El día 8 se levanta la veda. Ahora puedes mirarte, es más, conviene que te mires con bastante frecuencia. Mírate directamente a los ojos, mientras formulas el primer elogio de tu lista, siempre el mismo durante todo el día. Repítelo, en voz alta si estás solo o mentalmente si estás acompañado, siempre mirándote a los ojos.

Los ojos son las ventanas a tu interior. Repitiendo el primer elogio durante un día, le estás enviando al ojo de la mente el mensaje consciente de que te gusta eso de ti. Tu ojo interior recibirá el mensaje, se empapará de él y lo hará suyo. Al día siguiente, continúa con el segundo elogio de tu lista y sigue el mismo proceso que con el primero. Continúa así tantos días como puntos contenga tu lista.

Ojalá sean muchos, solo depende de ti que así sea. Con el paso de los días, irás notando de manera creciente que te invade la magnífica sensación de gustarte, de encontrarte bien en tu piel, celebrando ser único y singular. Esa sensación te acompañará siempre.

Aprende a amar tu cuerpo y agradécele que sea el vehículo que te conduce por esta magnífica experiencia que es la vida. Siéntete sano; tus células responderán de forma saludable a ese sentir. Gústate, no te compares, eres único e irrepetible. Regálale al mundo tu presencia. Adórnate, disfruta diseñando un estilo propio que manifieste cómo te sientes cada día y exprese quién eres en este momento de tu evolución.

La próxima vez que pienses en cosas bellas, no olvides incluirte a ti mismo.

«El amor es lo único que crece cuando se reparte.» Antoine de Saint-Exupéry

Si te amas a ti mismo ya estás en las mejores condiciones para enamorarte. Si eso ocurre, estás

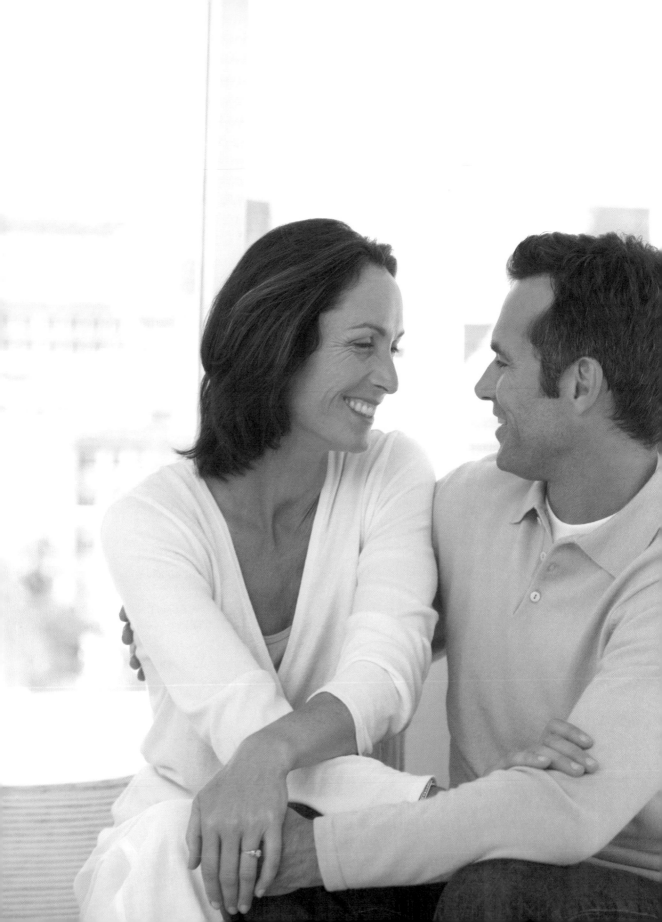

de enhorabuena, no solo por la felicidad que produce, sino también por sus enormes beneficios para tu belleza antiaging. La vibración del amor romántico y apasionado tiene una inmediata repercusión química. Los mensajeros moleculares (hormonas, neurotransmisores y otra serie de péptidos) forman una cascada estimulante para las células de tu organismo que se vuelven vibrantes y poderosas. Se establece una comunicación química que reactiva tu metabolismo, generando bienestar y haciéndote sentir más joven. Lo notas en tu piel, tu pelo, el brillo de tu mirada... Te sientes con mucha energía, pues estás recibiendo mucha atención de otra persona. La atención y la energía son prácticamente lo mismo: la energía sigue a la atención, como ya sabes bien.

UN «CHUTE» DE AMOR

A nivel químico, el enamoramiento es una droga endógena que genera dependencia feliz y rejuvenecedora si eres correspondido. Los componentes de esa droga son principalmente la dopamina, la norepinefrina, la oxitocina y también, aunque en sentido inverso, la serotonina. El amor transforma la biología.

Niveles altos de dopamina en el cerebro producen una gran concentración de la atención, una fuerte motivación y conductas altamente orientadas a un objetivo. También se asocia al estímulo para el aprendizaje de lo novedoso. Asimismo, niveles altos de dopamina en el cerebro generan euforia, hiperactividad, energía, aumento de los latidos del corazón y de la velocidad de la respiración... ¿Te suena?

La oxitocina genera intimidad y ternura, y favorece la fidelidad, aspectos que suelen estar presentes en la vida de las personas más longevas. Además, investigaciones científicas como las de la Universidad de Berkeley demuestran que ayuda a mantener la capacidad de autoregeneración de la masa muscular, que se va perdiendo con el paso de los años.

Según estos estudios, la oxitocina no solo beneficia a los músculos, sino también a los huesos. Su presencia en el organismo también combate la obesidad y la degeneración del cerebro.

Como ves, la química del enamoramiento y del rejuvenecimiento están muy relacionadas. Por su parte, las hormonas sexuales, como los estrógenos y la testosterona, también poseen efectos rejuvenecedores sobre la piel, los músculos, los huesos y la lubricación de todo el organismo, al tiempo que te proporcionan resistencia, estamina y empoderamiento en las distintas áreas de tu vida.

«TE AMO» Y «TE QUIERO» NO SIGNIFICAN LO MISMO

—Te amo —dijo el principito.
— Yo también te quiero —dijo la rosa.
— No es lo mismo —respondió él.

El principito de Saint-Exupéry tiene razón: amar y querer no significa lo mismo. Solo el amor rejuvenece por las reacciones energéticas y químicas que desencadena en tu sistema cuerpo-mente. «Querer» no consigue el efecto revitalizador y evolutivo del primero.

Decir «te quiero» implica tener la pretensión de poseer a la persona deseada. Si no se logra la posesión, o se pierde a quien se quiere, con facilidad se genera sufrimiento. Y, como hemos aprendido, el sufrimiento es la resistencia a aquello que es y consume gran cantidad de energía, bloquea, debilita y envejece.

Si el amor te aprieta, no es de tu talla.

«Es difícil que alguien te rompa el corazón, generalmente eres tú mientras tratas de meterlo a la fuerza en donde sabes que no cabe.»
ALEJANDRO JODOROWSKY

Decir «te amo» significa desear que la otra persona sea feliz en cualquier circunstancia, contigo o sin ti. Amar es un sentimiento incondicional, desinteresado. Decir «te amo» implica que ya te amas a ti mismo, por lo que no necesitas poseer a nadie para llenar tu vacío.

—*Ya entendí* —dijo la rosa.

—*No lo entiendas, vívelo* —dijo el principito.

Te sugiero que empieces a vivirlo diciendo «te amo» en lugar de «te quiero» a todas las personas que tengas en el corazón. Las palabras son poderosas y contienen la energía para materializar lo que deseamos.

AMOR DE PAREJA Y LONGEVIDAD

Según las estadísticas que se refieren a la longevidad, las personas que mantienen una relación de pareja buena y estable viven más tiempo, superan mejor las enfermedades y presentan menos riesgo de muerte prematura que las que viven solas.

Aunque resulta evidente que estar solo sin pareja es mejor para la salud que una relación tóxica, según diversos estudios, la compañía, el cuidado y la atención que se recibe de un compañero facilitan todo lo que conduce a una mejor salud: comer sano, hacer ejercicio, visitar al médico más a menudo, sentirse apoyado, querido...

Una relación de pareja amorosa, protectora, estimulante y respetuosa forma parte de las bases de la longevidad. Si deseas rejuvenecer y vivir muchos años, una armoniosa y feliz relación de pareja te ayudará a conseguirlo. Para ello trata de que:

1. La relación esté basada en la igualdad.
2. La relación sea un espejo de ti mismo (te enseñe acerca de ti).
3. En la relación haya espacio para el crecimiento.
4. Dejes que el pasado quede en el pasado.
5. Elijas ser feliz a tener razón.
6. La relación se cultive con atención, tiempo y cariño.
7. En la relación se disfrute de momentos de intimidad.
8. Puedas expresar tus necesidades y negociar con amor y claridad.

Una relación así seguramente ha comenzado con el enamoramiento, y ha ido incorporando los elementos necesarios para hacer de ella un laboratorio alquímico en el que el amor transforma a los amantes en la mejor versión de ellos mismos. En ese escenario, ambos vibran alto, regeneran sus células, alcanzan la plenitud y son felices.

Mantener viva tu relación de pareja se convierte en una maravillosa aventura evolutiva. Pasará por altos y bajos, por fases intermedias. De un modo mágico te irá proporcionando lo que vayas necesitando para tu crecimiento. El principal requisito para vivir con éxito y felicidad la relación con tu pareja es que siempre te conduzcas desde el amor por ti mismo.

La autoestima es la póliza de seguros para todas tus relaciones amorosas. Si estás bien sintonizado contigo mismo, sabrás mirar por el bien de la relación de pareja sin traicionarte. En las relaciones de largo recorrido, te conviertes en el testigo de primera fila de la evolución de tu compañero como ser humano. Estás presente, en tiempo real, en su proceso de vida, así como tu pareja también es el espectador excepcional del tuyo.

Estas relaciones de largo recorrido son frecuentes a medida que vamos cumpliendo años cronológicos. La expectativa de «amar siempre como el primer día» suele generar frustración y rigidez. Convierte el amor en un bonsái, impide su crecimiento y desarrollo. Eso lo desgasta y empobrece. Si el amor está vivo tiene que crecer y evolucionar. No hay forma de amarse siempre como en el primer momento. A medida que tu pareja y tú os vais desplegando cada uno en su ser, el vínculo de amor también cambia sus colores, formas, intensidades. Si le permites fluir, como en una sinfonía, periódicamente volveréis al tema central de vuestra historia romántica y apasionada en ciclos vivificantes.

«Amar no es mirarse el uno al otro; es mirar juntos en la misma dirección.»
Saint Exupéry

Es preciso entender el amor como una energía en movimiento, que fluye dependiendo de los cauces por los que transita. Experimentar los distintos ciclos y el constante redescubrimiento de la pareja, que es la misma y al mismo tiempo diferente a cada instante, permite que el amor se retroalimente y renazca una y otra vez. Esto no quiere decir que haya que obligarse a permanecer en una relación que no permita la comunicación emocional y en la que no te sientas amado como necesitas. Todas las decisiones que tomes desde la consciencia, la responsabilidad y los demás aspectos de la autoestima te conducirán a superar cualquier crisis e iniciar un nuevo ciclo con tu pareja o darte la oportunidad de ser feliz con otra persona.

EL ESPEJO DE LAS RELACIONES

Todas tus relaciones, la de pareja, las familiares, con amigos o con compañeros, son un espejo que refleja cómo se encuentra tu interior. ¿Cómo puede ser esto? En psicología se explica con el concepto de «sombra». Todos tenemos la nuestra.

Todo niño sano manifiesta su naturaleza curiosa, tierna, traviesa y feroz. Cuando somos niños, nuestros padres y los adultos con los que nos relacionamos, con la mejor intención, nos conducen a inhibir alguna de esas características. A ellos les hicieron lo mismo cuando eran niños. Repetimos lo que aprendemos.

Te adiestraron para que no manifestaras algunos comportamientos políticamente incorrectos. Por ejemplo, en algunas ocasiones en las que estabas jugando con tu juguete favorito te obligaban a dejárselo a tu amigo. Lógicamente, tú no querías, y manifestabas tu lado «feroz» para impedirlo, pero tu ira era políticamente incorrecta y debía ser reprimida. Los adultos pueden ser muy persuasivos a través de regañinas, caras largas o castigos que expresan que no eres «bueno», que eres egoísta, una fiera impresentable...

La sensación de rechazo es casi insoportable para el ser humano, en especial cuando somos niños. El miedo al rechazo viene en nuestro ADN ya desde la prehistoria, en la que era difícil sobrevivir si se era rechazado por la tribu. Ese miedo ancestral aún permanece en nuestros genes, y para no enfrentarnos a él solemos rendirnos y aceptar las reglas del juego.

Ahí estamos, pues, viéndonos obligados a rechazar parte de nuestra naturaleza. Con el ejemplo anterior, seguramente aprenderíamos a poner las necesidades de los demás por delante de las nuestras, a tragarnos el enfado y actuar con amabilidad y generosidad. Si eso ocurre, con el tiempo se desarrollará un comportamiento servicial, generoso, bondadoso, amable, *easy-going*... La gente nos

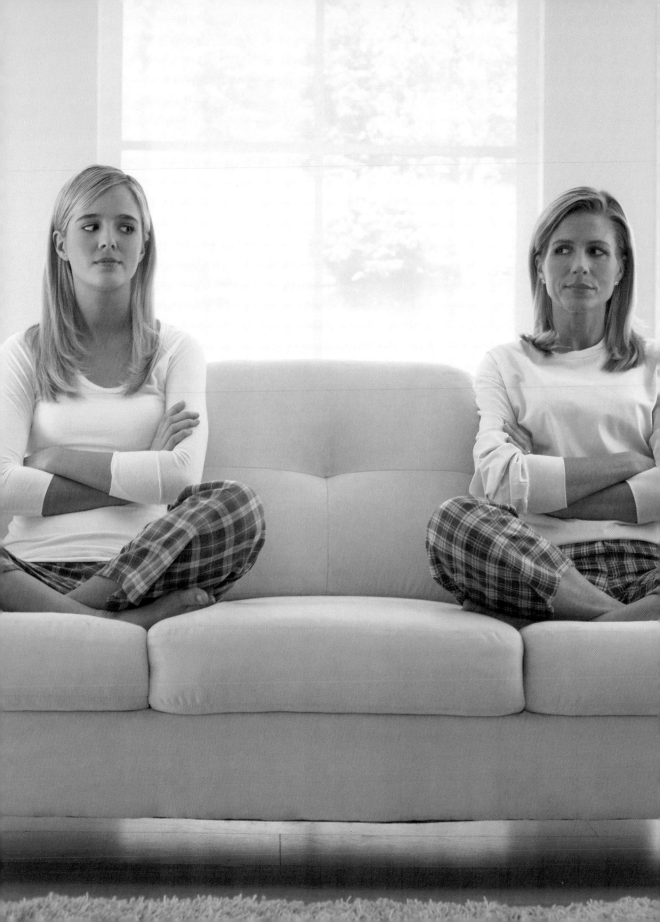

apreciará por ello, lo que reforzará nuestra conducta. Pero lo que hemos reprimido solo desaparece de la superficie. En el inconsciente permanecerá escondida debajo de la alfombra o cerrada bajo siete llaves, dependiendo del empeño que hayamos puesto en reprimirla: la «sombra».

> ### «Lo que soy bastaría si lo fuera abiertamente.»
> CARL ROGERS

La sombra actúa desde el inconsciente y se refleja en nuestros complejos, en nuestros sueños, cuando dormimos y en nuestras relaciones con los demás. Los conflictos que vivimos en ellas son un reflejo de nuestra sombra. Por eso, siempre que algo te moleste mucho en otra persona, míratelo en ti.

Siguiendo con el ejemplo de antes, si has desarrollado tu naturaleza generosa, servicial y amable, seguramente te enervará esa persona con la que te relacionas y que se comporta de un modo miserable, con egoísmo y sin tener en cuenta lo que piensen o sientan los demás. Habrá personas con las que comentes cómo te disgustan esos comportamientos y te entiendan, pero no compartan la intensidad del malestar con que tú lo vives. A ti podrá pasarte lo mismo con otros asuntos que «descoloquen» e irriten mucho a tus conocidos. ¿A que sí?

> **Si en una escala del 0 al 10, algo te molesta de otra persona por encima del 7, o sea, te molesta de forma notable, míratelo en ti. Se entiende gráficamente a través de la imagen del índice señalando algo o a alguien. Hay un dedo apuntando al objeto o a la persona (índice) y otros tres (corazón, anular y meñique) señalando hacia ti. Tiene sentido.**

Convendría preguntarte: «¿Cuándo o/y con quién soy yo egoísta, miserable y un impresentable?». Si reflexionas sobre ello, quizá surjan sospechas y te des cuenta de que hay alguien en tu entorno con quien te permites comportarte así, o quizá no te lo permitas con nadie en absoluto. Puede que seas mezquino y miserable contigo mismo y siempre te estés escatimando lo que te gusta, deseas o necesitas. Si tampoco te reconoces en eso, entonces cambia la pregunta: de acuerdo, no te lo permites nunca, pero ¿cuándo te gustaría poder hacerlo? A lo mejor te das cuenta de que a veces desearías ser capaz de decir que no a lo que te piden, y así disfrutar tú de lo que necesitas o permitirte enfadarte y expresar tu enfado abiertamente, en lugar de tragártelo para parecer amable y presentable. ¿Ya lo ves? Te presento a tu sombra.

Identificar nuestra sombra es de gran utilidad para nuestra salud psicológica y la salud de nuestras relaciones. Date cuenta de que ya no eres el niño que tiene que agradar y reprimirse. Ahora, como adulto consciente, tú diriges la orquesta de tu vida y eliges cuándo comportarte de un modo generoso, servicial y amable, que seguramente será con frecuencia, pues te satisface mostrar esa parte de tu naturaleza; y cuándo necesitas mirar por ti en primer lugar siendo asertivo, o manifestar tu enfado de manera saludable sin dañar a los demás. Tus relaciones se convierten, así, en maestras. Cuando aprendes lo que te muestran de ti mismo y actúas a partir de ello, tu realidad exterior cambia y todo lo que te generaba desdicha empieza a desaparecer.

AMOR SIN CONDICIONES

Una de los aspectos que más disgustos y frustración ocasionan en nuestras relaciones es la expectativa de cambiar a la otra persona. Resulta algo en lo que caemos casi todos en alguna ocasión y, además, lo hacemos con el argumento de que el otro «debería» cambiar si nos ama, por el «bien» de la relación. Esta expectativa malogra muchas relaciones.

No es lícito querer cambiar al otro. Los cambios verdaderos solo se logran cuando el deseo de cambiar sale del interior de la propia persona que desea con fuerza realizarlos. No se cambia por amor, se cambia con amor, es decir, el amor, la energía de uno mismo puesta en la dirección del cambio que queremos realizar.

Un cambio que solo se lleva a cabo para complacer al otro no cuenta con una raíz profunda en la que sostenerse. Cualquier persona, forzada por las circunstancias, puede que modifique algunos hábitos y comportamientos, pero en el momento menos pensado reaparecerá su auténtica naturaleza, si es que ese cambio no ha supuesto una evolución coherente para ella.

No podemos ni debemos cambiar a los demás; sin embargo, podemos y haremos muy bien en cambiarnos a nosotros mismos, y, cuando lo hacemos, la relación con los demás cambia. El labo-

ratorio, donde fabricar tu vida, tus relaciones y tu rejuvenecimiento, está dentro de ti mismo. Ese es el poder de tu alquimia interior para modificar tu realidad externa.

> **«La cosa más amorosa que puedes hacer por alguien es aceptar el lugar del camino en el que se encuentra.»**
> DEEPAK CHOPRA

Eso no significa que, cultivando la comunicación fluida que conviene a las relaciones, no podamos expresar de un modo asertivo nuestras necesidades de cariño y atención, puntualidad, respeto, orden, comunicación, sexo... La responsabilidad de generar nuestra propia felicidad nos obliga a ello. Comunicar nuestras necesidades a los demás siempre ha de hacerse con cuidado y respeto, sin exigencias ni expectativas. Solo cumplir con nuestra necesidad de expresar lo que deseamos. Y, luego, dar libertad a la otra persona para proporcionarnos o no lo que le hemos pedido de manera asertiva.

Una conversación asertiva tiene como objetivo expresar una necesidad, plantear una queja o una reclamación sin ofender a la otra persona. No se trata de desahogarse, ni desquitarse, sino de comunicar una necesidad y llegar a un acuerdo. Para lograrlo, evita enjuiciar, criticar o etiquetar a tu interlocutor. Si le dices a alguien que es mentiroso o maleducado, automáticamente dirigirá su atención a justificarse y defenderse, desatendiendo tu planteamiento y cerrándose a la comunicación.

En este escenario, estos serían los pasos para una conversación asertiva:

1. Comienza siempre hablando en primera persona: «Yo me siento...». Rellena los puntos suspensivos diciendo cómo te sientes (enfadado, molesto, disgustado, preocupado, decepcionado, incómodo, triste, asustado, confundido, ofendido...). Evita palabras como "manipulado", "utilizado", "maltratado", etcétera, pues te colocan en la posición de víctima, y eso solo ocurre si tú lo permites. Con estas palabras estás cediendo tu poder. Tu poder es tuyo, nunca lo cedas.

2. «Cuando tú...». Rellena los puntos suspensivos con lo que la otra persona hace («llegas tarde», «me gritas», «gastas bromas acerca de mí», «te emborrachas», «trabajas los fines de semana», «no hablas conmigo», «lo dejas todo desordenado», «criticas casi todo lo que hago»...).

3. «Porque...». Expón aquí las razones por las que te sientes como has expresado («porque me parece que no se valora mi tiempo» si es que esa persona con frecuencia te hace esperar, o «porque supone una agresión a mi dignidad» si te grita...).

4. «A mí lo que me gustaría es...». Al plantear un problema, conviene adelantar alguna solución. Por ejemplo: «A mí lo que me gustaría es que te prepararas antes o me avises previamente si te vas a retrasar».

5. «Por eso te pido que...». Rellena los puntos suspensivos con lo que necesitas. Por ejemplo, «que en lo sucesivo seas puntual», o «que me hables sin gritar o te vayas hasta que te calmes, de lo contrario me iré yo».

ESE ELIXIR LLAMADO AMOR

El amor es un elixir sumamente antiaging; proporciónatelo. Busca relacionarte de un modo afectuoso con las personas que te rodean. Cultiva las relaciones dedicándoles tiempo y atención. Crea nuevos vínculos a lo largo de tu vida sin importar la edad. El aislamiento y la soledad propician el rápido envejecimiento, ya que ni la lectura ni la televisión pueden sustituir el contacto humano, con su energía fresca, vivificante y amorosa.

Por su efecto antiaging, te recomiendo tener amigos mayores que tú, para disfrutar de su experiencia y sabiduría. Ellos te harán sentir más joven. Te darás cuenta de que tienes por delante de ti margen y camino por recorrer. Asimismo, disfruta de amigos más jóvenes que tú, que también te inspirarán con su frescura y te sintonizarán con la más rabiosa actualidad: música, moda, tendencias de todo tipo...

Conviértete en un consumidor de la energía del amor. Puedes hacerlo dirigiendo tu atención allí donde lo veas: el padre abrazando a su bebé en el metro, la pareja de ancianos cogidos de la mano, los gestos solidarios que por fortuna cada vez son más frecuentes... Consume amor: «De lo que se come, se cría». Constituye el mejor de los tratamientos antiaging, desde luego el que más bienestar, felicidad y evolución proporciona.

El amor por la naturaleza aporta enormes beneficios vivificantes: la tierra con sus diferentes ropajes estacionales, el mar, los ríos y lagos con sus fluctuantes estados, el cielo con todas las maravillas que nos muestra y los misterios que nos reserva por revelar. Resonamos de un modo natural con todo ello, pues estamos hechos de los mismos materiales. La tierra se encuentra en los minerales de nuestros huesos y los componentes más densos de nuestro organismo; el agua en la sangre y en el resto de los fluidos de nuestro cuerpo; el aire que respiramos y que continuamente oxigena y nutre nuestras células, tejidos y órganos; el fuego en la temperatura corporal, que enciende nuestro metabolismo. Acude a la naturaleza para sanarte, regenerar tu energía y

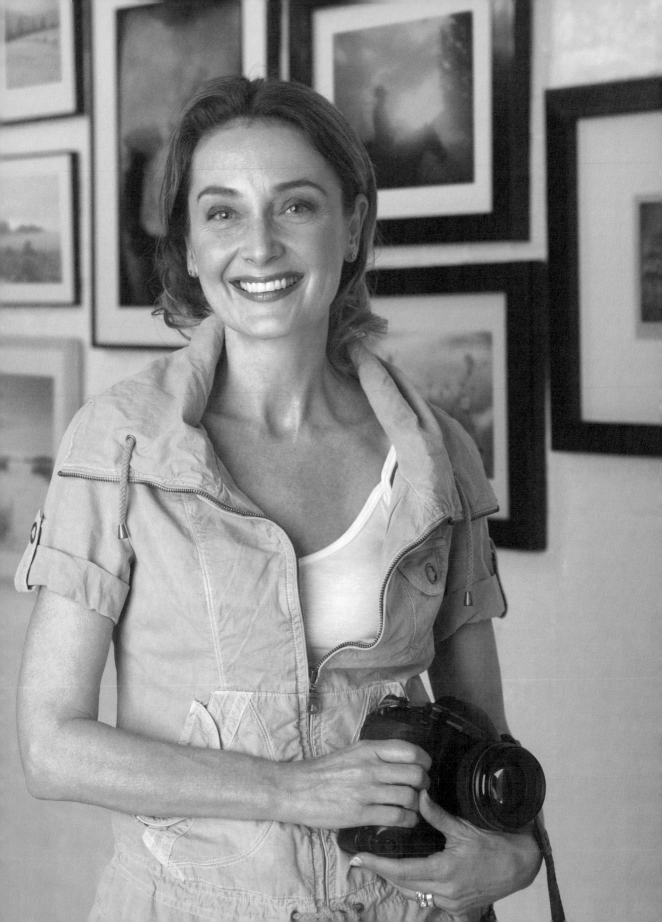

subir tu vibración. Cuida de la naturaleza y ella cuidará de ti.

Ya hemos hablado del poder de la visualización. El cerebro no discrimina entre lo real y lo virtual. Si en un momento dado no tienes a mano una experiencia de amor real, puedes visualizar la cara de ese ser querido, la escena de aquella reunión memorable o tu paisaje u obra de arte favoritos y estarás generando energía amorosa para tus células.

> ### «La felicidad suprema del vivir es el amor en todas sus formas.»
> DIEGO RIVERA

AMA LO QUE HACES

Haz todo lo posible por realizar una actividad que ames. Seguramente pasas muchas horas al día en tus tareas profesionales. El amor por ti mismo, tu autoestima, te pide que dediques tu tiempo, tu vida, a hacer aquello que amas. Nunca es tarde para elegir un camino con corazón. No hace falta que tires todo por la borda y te lances al vacío dejando tu trabajo actual. Puedes hacerlo de forma paulatina, siguiendo un plan estratégico y seguro para ti. Construye una vía paralela con tranquilidad e ilusión simultaneándola con la ocupación que no te gusta.

Sin prisas, pero sin pausas. Ir poniendo en pie una actividad que ames, aunque sigas «trabajando» en otras labores, ya te genera una gran satisfacción que neutraliza gran parte de la insatisfacción de las tareas profesionales cotidianas. En el momento en que te sientas preparado y con confianza en los resultados de la nueva actividad, podrás ir abandonando la anterior.

> ### «Elige un trabajo que te guste y no tendrás que trabajar ni un solo día de tu vida.» CONFUCIO

Mientras tanto, procura mejorar tus condiciones en el trabajo que desempeñas. Trata con asertividad los aspectos que más te incomoden y, por el momento, enfoca tu atención en sus puntos positivos: quizá el ambiente con los compañeros sea muy bueno, o se encuentre en un bello entorno, o te proporcione cursos de formación, o esté bien pagado... En cualquier caso, sé amoroso contigo mismo y regálate la posibilidad de dedicar tu tiempo, que es tu vida, a aquello que amas. No te preocupes si ni siquiera sabes lo que te gustaría hacer. Si le dedicas algún tiempo a averiguarlo, emergerá de tu potencial, que está deseando revelarse y realizarse.

Tus hobbies y aficiones son también maneras de amar lo que haces. Por eso dedicar tiempo, vida, a realizar lo que más te gusta (cocinar, tejer, pintar, cultivar tu jardín o cuidar de tu terraza) te proporcionará grandes beneficios en el terreno antiaging.

¡Ama cada día más!

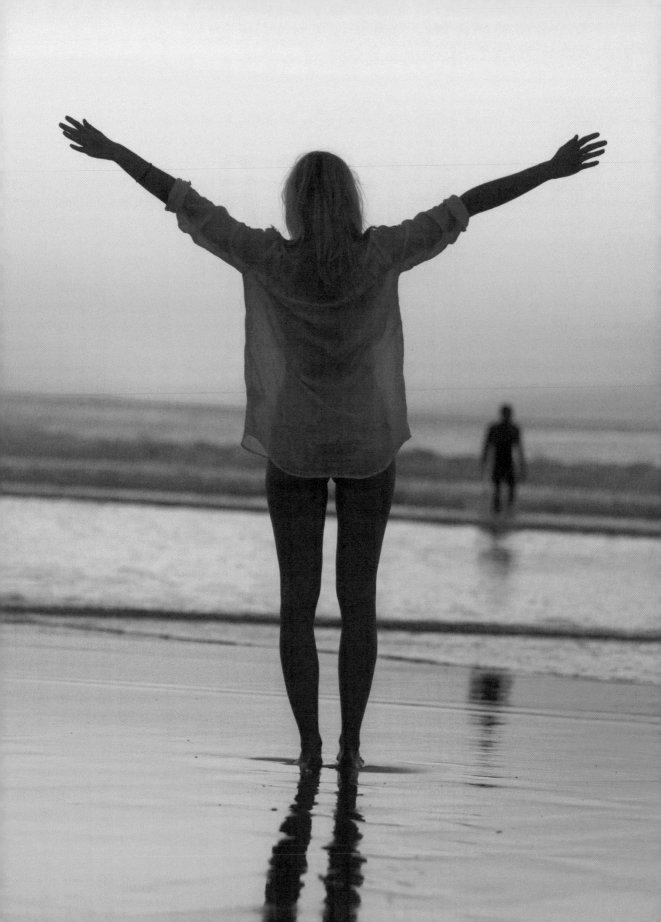

- Clave 6 -

GOZAR
PARA REJUVENECER

Hoy puede ser un gran día, pero sin duda depende en gran parte de ti... Los grandes días como hoy son el material con el que se construye tu vida *ageless*, y practicando esta «Clave» la conseguirás «gozando».

El placer está vinculado con nuestro segundo centro energético. Se supone que se llega de un modo saludable a él cuando ya tienes cubiertas las necesidades más básicas y te sientes seguro en la vida, con fuerzas para ir hacia delante, sano y con ganas de vivir. Todo eso corresponde al primer centro energético, el que garantiza la supervivencia. A ese nivel, satisfacer las necesidades físicas resulta más una pulsión que verdadero placer.

Cuando el primer centro energético goza de buena salud, el ser humano se abre a otro tipo de sensaciones, emociones y relaciones más depuradas consigo mismo y con los demás. Aquí, en el segundo centro de energía, reside el genuino placer y el goce de vivir que se activa a través de los sentidos, en especial el sentido del gusto, la sexualidad y la creatividad.

En esta «Clave» veremos cómo sentir placer nos sana y rejuvenece. Esta afirmación posee, como veremos, diversos fundamentos científicos. El doctor Ferid Murad, Premio Nobel de medicina en 1998, determinó que el óxido nítrico es la molécula que produce que las células se mantengan sanas. Al tratarse de un gas, llega con rapidez a todas las partes del cuerpo y del cerebro, portando pura energía vital. La buena noticia es que el fantástico óxido nítrico se genera cada vez que sientes placer saludable. ¡Así que prepárate para disfrutar!

Antes, tengo que advertirte que los niveles de óxido nítrico disminuyen y se agotan con el estrés, las toxinas generadas por la mala alimentación, los tóxicos, la vida sedentaria, las emociones negativas, la rabia, la tristeza, el miedo... Por fortuna, practicando las claves que hemos visto con anterioridad, evitarás que tus niveles de óxido nítrico disminuyan, lo que te enfermaría y envejecería. A estas alturas del viaje es ya necesario abandonar todo lo que no te alimenta el cuerpo, la mente y el alma.

Vamos a ver cómo tú puedes producir óxido nítrico con regularidad a través de cultivar todo aquello que te produzca placer saludable, para así alcanzar una sensación de dicha y alegría duradera. De hecho, el óxido nítrico aumenta con el placer, y el placer aumenta con el óxido nítrico: ambos se retroalimentan. Ser consciente de ello te ofrece mucha capacidad de maniobra.

Espero que mi propuesta anterior haya puesto una sonrisa en tu cara, para así empezar bien. Como vimos, la sonrisa y la risa son antídotos contra el estrés y el malestar. En esta «Clave», les dedicaremos más espacio por su gran capacidad para generar placer y elevar nuestra frecuencia emocional. Con esa y otras herramientas que también trataremos, tú puedes tomar el «mando», modular tu estado emocional y con ello tu bienestar, tu salud y tu rejuvenecimiento.

> «Adoro los placeres sencillos;
> son el último refugio
> de los hombres complicados.»
> Oscar Wilde

Quiero aclarar que el placer no saludable, el que producen las drogas, el tabaco, la comida y las bebidas insanas o el sexo patológico no posee estos beneficios, ya que son actos que se llevan a cabo para llenar un vacío y encubrir una emoción negativa o escapar de ella, obviando el aprendizaje que esta conlleva. Se trata de provocar desde fuera, a través de una sustancia, lo que el organismo podría muy bien producir por él mismo, activando de forma voluntaria tu farmacia interior. Esas vías de placer generan adicción, intoxican y

te degeneran en lugar de regenerar y rejuvenecer. Cultiva siempre placeres saludables, perdurables y que tú controles.

Aprovecha lo que has aprendido en las «Claves» anteriores. Tal y como las hemos ido presentando, todas ellas actúan en sintonía con el placer y el bienestar.

Tú puedes fomentar los pensamientos positivos que cultivan «sentimientos» saludables y felices. Eso no quiere decir que no puedas experimentar emociones negativas. Como vimos, son maestras para nuestra evolución y crecimiento personal, pero si sabes gestionarlas como te he mostrado, podrás seleccionar, a continuación, los pensamientos positivos apropiados para tu bienestar.

Lo importante es que evites quedarte estancado en la emoción negativa. Recuerda: tú eres dueño de tu atención, sin ella los pensamientos mueren, y sin pensamiento que la cultive la emoción tiene el tiempo contado, es efímera. Reprograma tus pensamientos para sentirte bien, pues tus células están escuchando todo lo que te dices y responderán con salud, belleza y juventud. Te conviertes en un imán y atraes aquello que piensas y sientes. Goza para que tu vida sea dichosa y plena.

Uno de los primeros pensamientos que te conviene instalar en tu mente es que tú mereces proporcionarte y sentir placer. Quizá hayas vivido en la cultura del esfuerzo: «La letra con sangre entra», o «Para presumir hay que sufrir», pero esos programas están obsoletos. Ahora sabemos que puedes tener éxito y conseguir tus objetivos disfrutando de lo que haces y cuidando de ti y de tus necesidades. En cualquier caso, ahora hablaremos del goce en sí mismo, y para que sea efectivo lo primero que hay que hacer es permitírtelo. Experimentar placer es importante, y ha de tener espacio en tu agenda.

Como hemos visto en las claves «Comer» y «Moverse», tienes a tu disposición alimentos nutritivos, saludables y deliciosos como base para tu salud y bienestar, y la posibilidad de escoger el ejercicio físico que más te guste y con ello generar química placentera para tu cuerpo, tu mente y tus emociones. Los resultados que sin duda irás obteniendo te estimularán a ir a por más de lo que notas que te sienta bien.

De la clave «Amar», qué puedo decirte... El buen amor es una fuente inagotable de goce y felicidad. En este capítulo nos detendremos a observar el aspecto relacionado con la sexualidad.

Los científicos afirman que el gas óxido nítrico estimula la producción de neurotransmisores y neuromoduladores como la dopamina, que produce excitación y placer; la serotonina, que funciona como antidepresivo interno, proporcionando sensación de bienestar; y finalmente las famosas endorfinas, asociadas al placer con mayúsculas. Todos ellos, entre otros, forman parte de nuestra farmacia interna, a tu disposición siempre que le dediques la suficiente atención para activarla.

Endorfina significa «morfina endógena» (interna). Se trata de un opiáceo natural que interrumpe el mensaje nervioso del dolor. Se producen en la glándula pituitaria, en el cerebro, y son activas por todo el organismo. Entre sus beneficios, se cuentan reducir el dolor, reforzar el sistema inmunológico, revitalizar los vasos sanguíneos, neutralizar radicales libres, combatir el estrés, favorecer el sueño... Todo muy antiaging.

Cuando tu cuerpo segrega endorfinas, experimentas una sensación de placidez, alegría, euforia y ganas de vivir. Son tan felizmente poderosas que incluso tienen la capacidad de curar enfermedades. Te preguntarás cómo puedes producir endorfinas, ¿verdad? Te diré que responden de un modo favorable a actitudes, pensamientos, humores y emociones positivos como el amor, la esperanza, el optimismo, la compasión, el agradecimiento, la alegría...

Aquí enumero algunas de las acciones que puedes llevar a cabo si quieres aumentar las endorfinas en tu organismo:

- Haz lo que te apetece.
- Rompe la rutina.
- Relájate y deja fluir la mente.
- Recuerda situaciones placenteras.
- Admira la belleza que hay en todo.
- Goza de la naturaleza, que está cargada de iones negativos que estimulan la secreción de endorfinas.
- Disfruta de la comida y de los demás placeres sensoriales.
- Haz ejercicio físico, en especial aeróbico.
- Entrégate a una afición.
- Disfruta con tu trabajo.
- Sé afectuoso.
- Practica sexo, pues el orgasmo, tanto en pareja como en solitario, aumenta enormemente el nivel de endorfinas en sangre.
- Siente amor. Reducirás los niveles de cortisol un 23 % y aumentarás los de DHEA, la hormona de la juventud.
- Ríe y sonríe. Los efectos de una buena carcajada son máximos durante media hora, y se mantienen en menor medida incluso al cabo de doce horas.
- Acostúmbrate a usar tu sentido del humor.
- Crea y admira el arte.
- Sé original, busca una interpretación personal en vez de la convencional.

Como ya te dije, el cerebro no discrimina entre lo real y lo virtual, así que imaginar a través de la visualización alguna cosa que te resulte placentera también activa tu producción de endorfinas. En cualquier caso, la experiencia real es especialmente poderosa; no renuncies a ella siempre que puedas.

Regálate una hora al día para ser feliz.

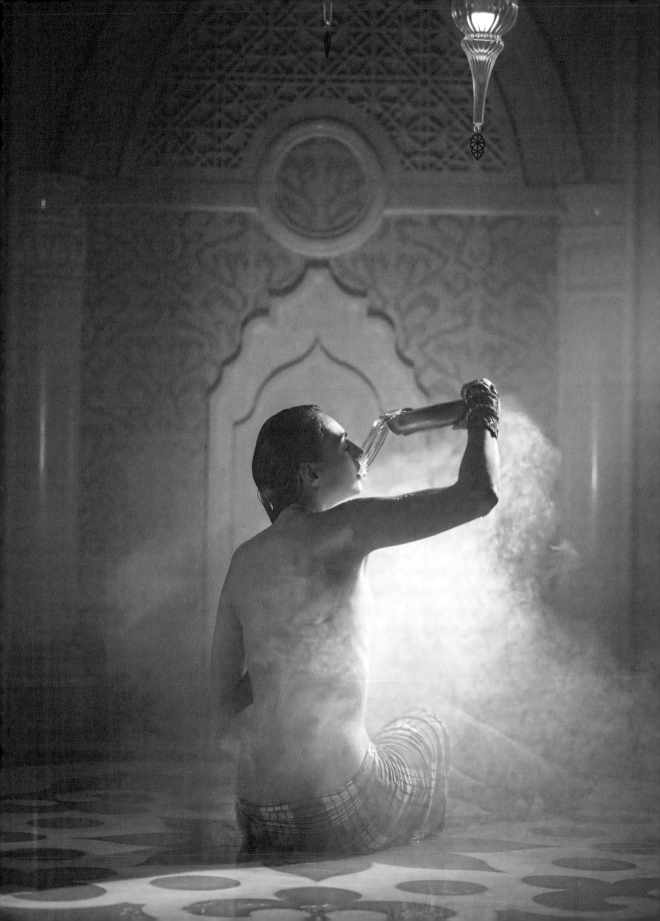

REJUVENECE DISFRUTANDO CON LOS CINCO SENTIDOS

Ya vimos que nuestros sentidos (vista, oído, olfato, tacto, gusto) son los periféricos que nos conectan con el mundo. Este penetra en nosotros a través de ellos. Las personas comienzan a envejecer cuando sus sentidos empiezan a fallar: peor visión y audición, menor placer olfativo, etcétera. Para mantenerte joven debes cultivar y mimar todos tus sentidos.

Las tradiciones milenarias de Oriente nos ofrecen maravillosos tratamientos y terapias holísticas para los sentidos que, por fortuna, cada vez son más consideradas y valoradas también en Occidente. Todas ellas te reportarán placer y sensualidad. Pasen y vean:

«El placer no es sino la felicidad de una parte del cuerpo.»
JOSEPH JOUBERT

Olfato: la aromaterapia presenta los aromas en forma volátil a los nervios olfativos de la nariz, que son una extensión del cerebro emocional y de la memoria. Esa es la razón por la que determinados olores te recuerdan a personas o situaciones, y que determinadas fragancias te hagan sentir de diferentes maneras.

Los aromas naturales llevan una potente carga de energía bioeléctrica activa que estimula la función inmunológica y resultan unos excelentes antidepresivos. Algunos calman y relajan, otros animan y excitan; pero todos sanan al generar efectos metabólicos en el cuerpo. Esto ocurre únicamente con los aceites esenciales naturales. Los aromas sintéticos poseen olor, pero no energía, y por lo tanto no gozan de un poder sanador ni rejuvenecedor. Aprende a utilizar los aceites esenciales, déjate llevar por tu intuición. Si escuchas tu cuerpo, este te guiará hacia lo que necesita para sentirse bien.

También puedes visitar a un experto en aromaterapia, que te abrirá las puertas de un jardín en el que cada aroma tiene un don diferente y maravilloso que ofrecerte, dependiendo de tus necesidades.

Tacto: es un sentido muy valioso para tu placer y tu salud. Necesitamos ser estimulados a través de él.

La piel proviene de la misma capa embrionaria que el cerebro, el ectodermo. De ahí su extraordinaria sensibilidad ante cualquier alteración nerviosa y emocional, que con rapidez se refleja en forma de erupciones, sarpullidos, asperezas... Las emociones no liberadas quedan aprisionadas en el cuerpo produciendo, también, tensiones, contracturas y dolores crónicos que pueden llegar a afectar a los órganos y a sus funciones.

Puedes sacarle mucho partido positivo a esa vinculación mente-piel por medio del masaje. Además del placer de ser tocado y acariciado, en tu organismo penetran sustancias fitoquímicas nutrientes, antioxidantes, antiinflamatorias, tonificantes, calmantes, equilibradoras, etcétera, capaces de activar la farmacia interna y desencadenar la respuesta curativa del organismo.

Aprender técnicas de automasaje puede resultarte muy eficaz para cuando no puedas recurrir a un profesional o a un ser querido que sepa alguna técnica y quiera regalártelo. Utiliza siempre aceites esenciales diluidos en aceite base natural. Los aceites de argán y de coco cuentan con muy buena reputación antiaging. Elige de entre el amplio repertorio los que más se ajusten a tus gustos y necesidades. En cualquier caso, haz que prevalezca la sensualidad, pues de lo que aquí se trata es de gozar... ¡Porque tú lo vales!

Oído: ya hemos hablado de que a un nivel profundo somos un campo de energía. Pues bien, la energía vibra, y eso es lo que hacemos sin cesar a través de nuestras emociones y pensamientos. De manera natural resonamos con los sonidos. Estos tienen el poder de elevarnos, y pueden hacernos tocar el cielo, como los sonidos primigenios de la naturaleza, que nuestro organismo reconoce y sintoniza de inmediato, de los elementos: agua, aire, truenos... Y también el de los pájaros, grillos y cigarras; la risa de los niños; el tañer de las campanas; los cuencos tibetanos; los mantras y los cantos gregorianos; la música, etcétera.

Los sonidos tienen frecuencias vibratorias que resuenan en distintas partes del cuerpo sincronizando los ritmos biológicos. Evocan respuestas emocionales que a su vez provocan respuestas biológicas, como las queridas endorfinas y el resto de la comitiva bioelectroquímica. Más allá del placer para los sentidos, está comprobado que la música disminuye la necesidad de sedación durante la anestesia y reduce el dolor en algunos pacientes en el postoperatorio.

Diseña tu fonoteca de sonidos privada para experimentar placer, relajarte o estimularte dependiendo de las circunstancias, y así generar óxido nítrico y endorfinas al ritmo de tu música favorita. Permite que caiga sobre ti como una lluvia sonora, envuélvete en sus acordes placenteros y, si te proporciona placer, canta, ronronea, maúlla...

Igual que sucede con los olores, el sonido posee mucho más poder si es natural y no sintetizado. En este sentido, lo más potente es que recibas el sonido lo más «fresco» posible, sin filtros, en vivo y en directo.

Vista: es uno de los sentidos más predominantes. Nuestro cuerpo absorbe hasta el 60 % de la luz que incide sobre él, que a su vez se convierte en energía para estimular las células y asegurar su correcto funcionamiento. Esa es nuestra particular fotosíntesis. Dale a tu cuerpo luz a diario para que se sienta feliz. Lo mejor para tu estado de ánimo es despertarte con luz natural después de haber dormido en absoluta oscuridad.

La luz y sus colores influyen sobre el sistema nervioso autónomo, el metabolismo y las secreciones glandulares. Los colores tienen el poder de modular tus emociones y hacer que te sientas bien. La cromoterapia utiliza diferentes colores capaces de modificar nuestro estado anímico y equilibrarlo. Los más avanzados y exclusivos centros de belleza ofrecen terapia del color entre sus servicios de estética, bienestar y rejuvenecimiento. También puedes disfrutar de esta terapia sin necesidad de costosos aparatos, simplemente visualizando colores.

Utiliza para tu placer todo lo que «te entre por los ojos»: el color cambiante de las nubes en la puesta del sol, el edificio de enfrente iluminado en las diferentes horas del día, las obras de arte en cualquier museo, las flores frescas del jarrón, el bol de frutas maduras, el jardín en esplendor, la luna brillando sobre el mar, la noche estrellada, el precioso jersey que acabas de comprarte, la mirada de tu pareja... Mira y deléitate; has venido para eso, así que no te lo pierdas.

Gusto: es el sentido asociado con el centro energético del placer (segundo centro de energía), que controla en especial el gusto por la comida y el sexo. Como has visto, alimentarse de un modo saludable y antiaging no está reñido con el placer de comer. La naturaleza nos ofrece un código de sabores y colores para que no nos falte ningún nutriente a lo largo del día, sabores que potencian, reducen, controlan..., dependiendo de las peculiaridades de cada uno.

Lo que comemos repercute no solo en nuestro cuerpo, también en nuestros pensamientos y en nuestras emociones. Cada alimento tiene un efecto distinto sobre nuestro organismo, y potencia o atenúa ciertas emociones.

NUTRIENTES PARA EL PLACER

Puedes recurrir a alimentos y a complementos nutricionales que estimularán la producción de endorfinas y otros neurotransmisores capaces de hacerte gozar; por ejemplo, los aminoácidos, que son la base de esos neurotransmisores. Los encontrarás en las proteínas de la carne, el pescado, los huevos, las legumbres, los lácteos y los frutos secos. Conviene que tengas en cuenta los cofactores, como la vitamina B6, el zinc y el magnesio, que necesitan los aminoácidos para convertirse en los neurotransmisores dopamina, serotonina y endorfina, que requerimos para experimentar placer.

Alimentos como los plátanos, el chocolate negro, los cereales integrales, las nueces y los anacardos mejoran de un modo considerable el humor y son precursores de sensaciones placenteras. Aunque los alimentos frescos y naturales son insustituibles, si te parece apropiado podrías consultar con un especialista acerca de la conveniencia de añadir a tu alimentación alguno de los siguientes complementos nutricionales:

- **Triptófano:** aminoácido que en su forma 5HTP actúa como precursor de la serotonina y la melatonina, generadoras de sensaciones placenteras y sueño reparador.
- **Fenilalanina:** aminoácido que se recomienda para el ánimo triste y depresivo. Estimula la producción de endorfinas, mejora la memoria, el aprendizaje y otras funciones del cerebro. Además, interviene en la formación del colágeno, por lo que también se beneficia tu piel.
- **Glutamina:** aminoácido que proporciona sensación de alegría. También resulta muy eficaz para reforzar el sistema inmunológico y para la recuperación muscular.

- **Omega-3:** mejora considerablemente el ánimo si contiene en su formulación los dos ácidos grasos EPA y DHA en un ratio de 3 a 1. No me canso de promocionar a los omega-3 como gran comodín antiaging, ya que benefician casi todos los aspectos vinculados con la salud, el rejuvenecimiento y la longevidad.
- **Magnesio:** mineral que favorece el buen funcionamiento de los neurotransmisores implicados en el estado de ánimo. Proporciona equilibrio y optimismo. Mejora la función de la melatonina, y con ello la calidad y cantidad de sueño reparador.
- **Vitaminas del grupo B** (B1, B3, B6, B8, B9, B12): juegan un papel muy relevante en el funcionamiento adecuado del sistema nervioso, y en el estado de bienestar y placidez psicológica.
- **Vitamina D:** regula la enzima que convierte el aminoácido triptófano en serotonina.
- **Hipérico:** planta medicinal muy eficaz contra la depresión leve y la ansiedad.
- **Rhodiola:** planta medicinal que funciona como antidepresivo natural, ya que facilita la disponibilidad de serotonina y de dopamina.
- Otras plantas medicinales como la valeriana, melisa, ginseng, etcétera.

DERROCHA SENSUALIDAD A CUALQUIER EDAD

Sensualidad se refiere a los placeres sensoriales de los que hemos estado hablando. Si te mantienes conectado a la vida a través de los sentidos y disfrutas potenciándolos, serás una persona sensual y vibrante. Resultarás muy atractiva para los demás, que sentirán placer por el hecho de estar contigo y percibir tu goce por la vida.

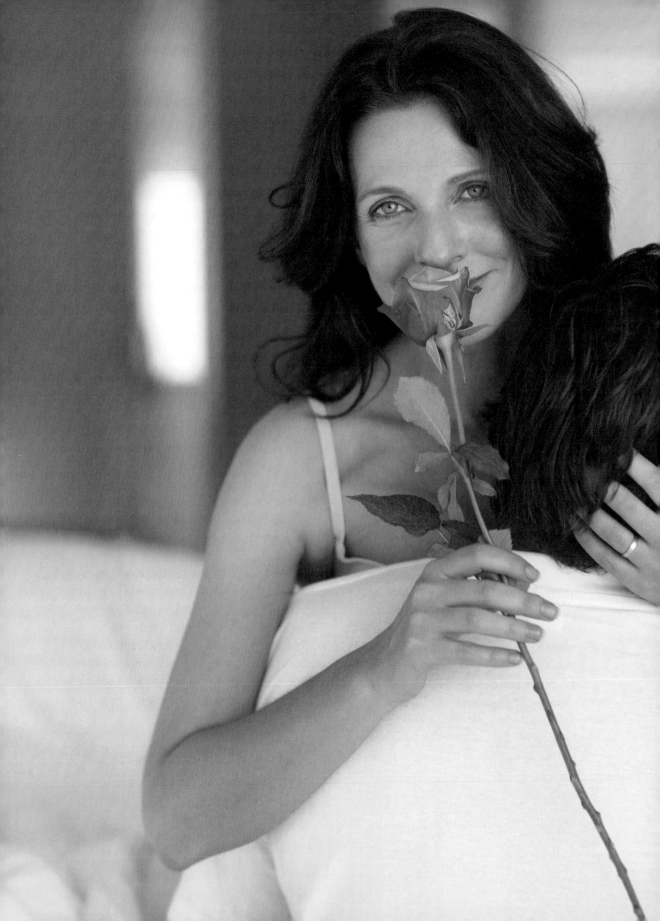

Sin importar tu edad, convierte cada gesto de tu vida en un placer propio, del que también puedan disfrutar los que te acompañan. Aquí te propongo algunos consejos para lograrlo:

- Elige texturas suaves, envolventes, acogedoras, como la seda natural, el terciopelo, el cachemir, el algodón orgánico... Siente su roce en tu piel y el placer de tocarlas y que las toquen.
- Escoge los colores que te favorezcan dependiendo del color de tu piel, ojos, pelo y de tu personalidad... Si lo necesitas, contrata una sesión con un experto. Nunca es tarde para sacarte todo el partido y sentir el placer de iluminarte con tus colores.
- El aroma es importante tanto para ti como para los que disfrutan de tu presencia. Elige distintas fragancias con las que te identifiques para los diferentes momentos. Experimenta el placer de respirarte y de que te respiren.
- Tu voz es una seña de identidad personal e intransferible. Transmite exactamente lo que sientes. Si se trata del goce por la vida, resultará irresistible para los que te escuchen. Di tu verdad, con tranquilidad y con gusto por comunicar. Modula tu voz, juega con el lenguaje. Las palabras son como perlas: palabras que enamoran, acarician, estimulan, apaciguan, excitan, hacen reír, sorprenden, emocionan...
- Mira con ganas, mira como si vieras a las personas y las cosas por primera vez. Mira a los demás como a ti te gusta que te miren. Juega con la mirada, sonríe con la mirada, atrae con ella lo que deseas.
- Saborea, saborea, saborea la vida.
- Siéntete sexy. La capacidad de sentir placer te hace atractivo.

El cuerpo florece cuando lo celebramos y cuidamos como una fiesta.

La sexualidad antiaging es una sexualidad en plenitud. No una sexualidad urgente, incontrolada, que tiene como meta el orgasmo, la vanidad, el poder, sumar trofeos..., sino una sexualidad evolucionada relacionada con el erotismo. Consiste en entregarse en cuerpo y alma a la exploración del misterio de la fusión y de la expansión que engendra vitalidad y rejuvenecimiento.

El amor maduro es energizante; el amor inmaduro es agotador.

La sexualidad es la energía primordial de la que emana la vida en el universo. Está presente en todos los niveles de nuestra existencia, en cualquier ámbito, siempre que experimentamos atracción, pasión, entusiasmo y excitación por alguien o por algo. Buscar y fomentar estas sensaciones en nuestras relaciones con las personas, las cosas y la creatividad nos proporciona vigor y longevidad.

Haber sido educados en la cultura judeocristiana nos ha transmitido el sentimiento de culpa por el goce de la sexualidad. Las culturas orientales, sin embargo, la contemplan como una función humana tan necesaria para la salud como comer, dormir o ejercitarse. Por ello, en Oriente la sexualidad se considera un instrumento para la salud y la longevidad, que en algunos ámbitos se cultiva como un arte.

«El instinto erótico pertenece a la naturaleza original del hombre. Está relacionado con la más alta forma de espíritu.» Carl G. Jung

Te conviene cambiar la creencia limitante de que la sexualidad es nociva, que solo tiene como finalidad la procreación, que solo es para jóvenes, etcétera, y sustituirla por la creencia poderosa de que forma parte de tu energía constitutiva, que reside en ti esperando a ser utilizada para tu placer y tu creatividad. Mereces disfrutar de ella y utilizarla como una herramienta para cargarte de vitalidad rejuvenecedora.

La actividad sexual y la salud se retroalimentan. Una buena nutrición, ejercicio físico, descanso reparador, control del estrés o autoestima son aspectos que preparan el terreno para una sexualidad plena. Esta, por su parte, revigoriza tu salud con su estallido energético y su reconversión química en forma de dopamina, oxitocina, endorfinas y hormonas que te elevan a lo más alto. Además, fortalece tu autoestima.

A partir de los treinta y cinco o cuarenta años ya estás maduro para desplegar tu sexualidad plena. Maduro, como término extremadamente positivo, significa que está en sazón, es decir, en el punto de perfección al que llega una vida en su desarrollo o evolución. Maduro significa pleno. Este concepto solo tenía una connotación negativa, la de lo efímero. Nos parecía que a lo maduro le queda poco para pudrirse, marchitarse, envejecerse. Ahora, eso está cambiando debido a que estamos desplegando una mayor consciencia y al desarrollo exponencial de la ciencia y la tecnología. Gracias a todo ello, podremos mantener la madurez plena de un modo casi indefinido.

Los cambios hormonales durante la menopausia y la andropausia, las obligaciones y la aceleración de la vida cotidiana, la relación de pareja estable de largo recorrido, etcétera, pueden afectar a tu apetito sexual. Por ello, además de la salud, hay que cultivar las «ganas». No siempre será preciso reponer las hormonas, pero, si fuera necesario, existen tratamientos para esto. En cuanto a los demás mensajeros moleculares protagonistas de la química de la excitación, el placer y el bienestar (dopamina, endorfinas, serotonina, oxitocina...), hemos visto que siguen estando disponibles en tu organismo. Solo tienes que cultivarlos en beneficio de tu felicidad y la de tu relación de pareja.

Una relación de pareja estable necesita de seguridad y también de aventura para mantenerse viva. El compromiso con tu compañero te ofrece el mayor lujo de la vida, el tiempo. Tiempo para dedicar a la relación. El matrimonio no es el fin del romance, es el principio, una aventura llena de retos y regalos para tu evolución, donde el placer y la sexualidad juegan un papel importante no solo para la salud de la relación, sino también para la salud integral y el rejuvenecimiento de cada uno de los miembros. ¿Te preguntas cómo se consigue? ¡Vamos a por ello!

Recuerda lo que dijimos acerca de la autoestima: todo empieza por ti mismo, y el sexo no es una excepción. La primera persona a la que tienes que excitar es a ti. La sensualidad de la que hablamos en el apartado anterior prepara el terreno para la excitación. Sensualidad y sexualidad van cogidas de la mano. A continuación, te ofrezco algunos aliados eficaces para aumentar la libido y mejorar tu sexualidad con tu pareja y/o contigo mismo:

- **Maca**: polvo de una raíz peruana que incrementa el nivel de energía y de libido.
- **Ginseng**: chino o coreano, potencia el apetito sexual y proporciona energía, vitalidad y bienestar.
- **Ejercicios Kegel**: contracciones de la musculatura del suelo pélvico. Para facilitártelo solo tienes que pensar en «cortar el pis» y repetir esa acción una y otra vez durante un minuto. Hazlo dos o tres veces a lo largo del día. Con ello se activa tu energía sexual fundamental, mientras se fortalece y flexibiliza la musculatura de la vagina, y en los hombres potencia la erección.

- **Mueve tus caderas**: la energía erótica se localiza en el segundo centro, en la zona entre el pubis y el ombligo. Bailar o caminar moviendo las caderas despierta esa energía. Es recomendable para hombres y mujeres.
- **Usa ropa interior que te parezca provocativa**: solo ser consciente de que la llevas puesta hará que te sientas sexy, aunque nadie más lo sepa.
- **Lee literatura erótica**: solo o con tu pareja.
- **Mira una película erótica**: solo o con tu pareja.
- **Date un baño** caliente y relajante en el que hayas añadido alguno de estos aceites esenciales: jazmín, sándalo, pachuli, jengibre, ylang-ylang, vainilla, canela, nuez moscada... Estos aromas estimulan la sensualidad y preparan para la sexualidad. Ilumínalo con velas y con música sugerente... Aprovecha para visualizar tus fantasías secretas.
- **Busca tu placer**: sé sujeto, no objeto.

«La verdadera atracción sexual está en la mente y en la imaginación, no en la edad del cuerpo.» Monica Bellucci

Experiencias sensuales como estas te predisponen para el sexo; dedícales todo el tiempo que puedas. Conviértelo en un ritual y estarás intensificando las sensaciones físicas y psicológicas que acompañan a la sexualidad plena.

Si en este momento estás sin pareja, no renuncies a experimentar un placer sexual saludable por ti mismo para disfrutar, explorar o expandir tus sensaciones y generar óxido nítrico rejuvenecedor, hormonas y los demás neurotransmisores vivificantes. Tanto si el sexo es a solas como si es con tu pareja, recuerda disfrutar de todo el recorrido. Aunque el orgasmo produce la máxima expansión energética y química de placer, a lo largo

de todos los pasos del encuentro sexual se están liberando endorfinas y los demás neurotransmisores y hormonas que recargan tu vitalidad y te rejuvenecen.

CÓMO MANTENER EL DESEO SEXUAL CON TU PAREJA

Para mantener la atracción sexual con una pareja estable a lo largo de los años de convivencia, procura alimentar no solo aspectos relacionados con la seguridad, la compañía y el cuidado, beneficiosos en sí mismos en antiaging, sino también la aventura, la novedad, el misterio. Sentirse seguro en la relación es muy reconfortante y provechoso para la estabilidad y la felicidad, pero si no se equilibra con ciertas dosis de aventura y sorpresa se corre el riesgo de caer en el aburrimiento y, con el tiempo, terminar manteniendo una relación fraternal y amistosa muy entrañable, pero sin rastro de atracción sexual.

El deseo necesita aire, necesita cierta distancia. Ver a tu pareja «a cierta distancia» favorece la aventura. Puede ser durante un viaje en el que la echas de menos, y puedes imaginarla y anhelarla. También mirarla y, sobre todo, admirarla cuando está sumergida en una actividad que le apasiona, en una reunión con más gente. Es decir, contemplarla a cierta distancia mientras disfruta, comparte, se expresa, trabaja, actúa en público, se muestra radiante y segura, juega... Observar cómo los demás la aprecian, la miran, la disfrutan..., eso la hace deseable.

Conecta con tu propio yo en presencia de tu pareja. Aprovecha las salidas con amigos y las reuniones que organizas en casa como un escaparate en el que serás admirado por tu pareja mientras disfrutas de la fiesta. Aprende tú también a admirarla y a desearla a distancia mientras

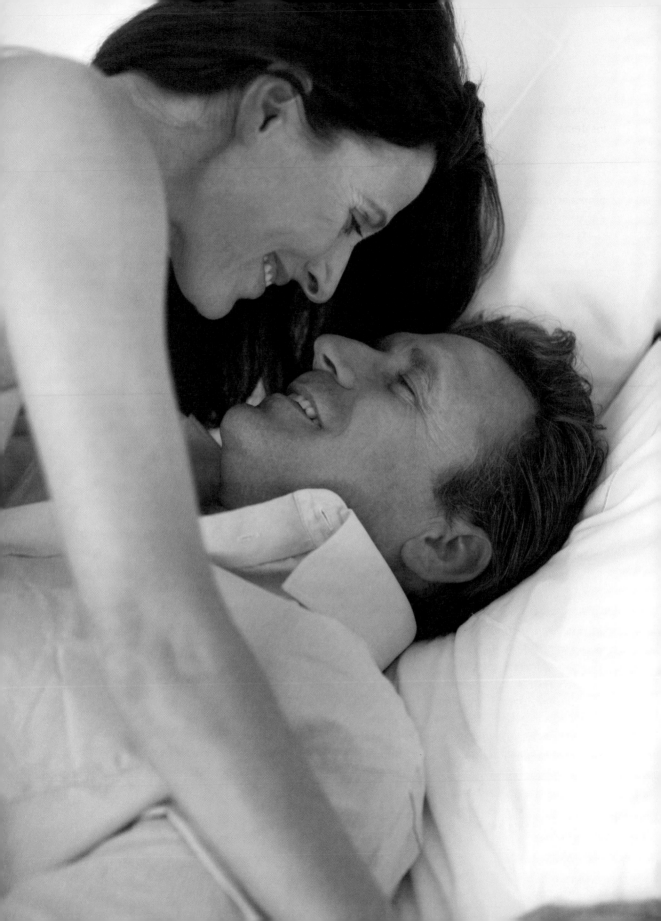

observas cómo actúa, comparte y disfruta con los demás.

Según Esther Perel, terapeuta experta en parejas, el erotismo suele aparecer cuando el otro está concentrado en sí mismo, enfrascado en su propia actuación y disfrutando con ella. En esa «distancia» existe el anhelo erótico y se produce cierta tensión. Como decía Marcel Proust, «Misterio no es viajar a nuevos lugares, sino verlos con nuevos ojos».

La idea errónea de que el deseo ha de ser espontáneo causa que con frecuencia se caiga en la complacencia y las parejas se acomoden en no mantener relaciones íntimas. Esto hace que el aburrimiento y el desapasionamiento acaben con muchas relaciones. La naturaleza te regala al principio un cuerpo joven, el deseo arrebatador, etcétera, para que aprendas cómo funciona. Luego, tienes que ser tú quien lo recree. En antiaging, sabemos que puedes tener con cincuenta años el mismo cuerpo que con treinta, pero tú debes recrearlo a través de la alimentación y del ejercicio. En las relaciones sexuales, tú también puedes recrear el deseo, cultivándolo.

La sexualidad antiaging no es espontánea, sino premeditada, intencionada y con presencia total. Esa es la clave; salir de lo trillado y rutinario, establecer un espacio en el que encontrarse a solas. Un espacio en el que «entrar» con el único fin de disfrutar y compartir la intimidad; un espacio en el que sorprenderse, jugar y reír juntos; un espacio en el que permitirse ser espontáneo, desinhibido, curioso y también vulnerable. Donde el orgasmo no sea perseguido como el único fin placentero, sino donde se practica el arte del encuentro con la mirada, las caricias, los abrazos, las sonrisas y las risas, los juegos, la ternura, la atención y el tiempo que os regaláis para disfrutar de la presencia total de ambos, desnudos.

En ese espacio de intimidad es conveniente que entres sin expectativas y te dejes llevar sin cuestionarte cómo lo estás haciendo. Tampoco es momento de preguntarte si tu pareja te ama de verdad. Esas inquietudes, aunque muy lógicas, no te permiten experimentar la vulnerabilidad, la autenticidad ni la entrega que la sexualidad requiere, pues generan resistencias que te alejan del placer.

SEXO SAGRADO

Según la medicina ayurvédica y la medicina tradicional china, los hombres pierden buena parte de su energía orgánica durante la eyaculación. En Occidente es bien sabido que los atletas bajan su rendimiento y los artistas producen menos obras tras mantener relaciones sexuales. De hecho, la mayoría de los hombres se quedan dormidos tras el orgasmo. Las mujeres también eyaculan secreciones sexuales, pero de forma interna. Su vitalidad y su sistema inmunológico se benefician de sus propias secreciones así como del semen, riquísimo en nutrientes, que recibe de la eyaculación masculina.

A partir de los cuarenta años, los hombres pueden ganar vitalidad y rejuvenecer reduciendo la frecuencia de la eyaculación para conservar la energía esencial de su organismo. Si eres hombre y quieres rejuvenecer, trata de no liberar la tensión sexual en todas las relaciones sexuales para reservar tu energía. Hazlo una vez sí y otra no, y cuando te acostumbres reduce a cada tres veces. Al principio puede que te genere algo de frustración, pero enseguida te darás cuenta de lo que ganas en términos de vigor y rejuvenecimiento. Además, experimentarás un aumento de amor y atracción por tu pareja, manteniendo viva la pasión sin importar la cantidad de años que llevéis conviviendo.

Si eres mujer, juega con tu pareja para mantener la energía sexual despierta, pero sin liberarla de inmediato. Cuando controlas tu poderosa energía sexual, tu pareja y tú sentís más atracción el uno por el otro y os recargáis mutuamente de energía vital. Las técnicas del sexo sagrado nos llegan a través de las sabidurías orientales, en particular del tantrismo y el taoísmo, que proporcionan una tecnología sexual muy potente para la salud, la longevidad y la espiritualidad.

Tu cuerpo desnudo solo debería entregarse a quien se enamore de tu alma desnuda.

Tanto en el tantra como en el taoísmo se considera sagrado el propio cuerpo y el de la pareja, un templo para la exploración y el goce del «placer dirigido», que equilibra la energía femenina y masculina en el camino al éxtasis sensorial y emocional. En este contexto, el sexo sagrado consiste en cultivar el erotismo y la excitación «a fuego lento», calentando y enfriando. De esa manera, el placer va creciendo hasta alcanzar estados de éxtasis sublime. El orgasmo se siente no solo en los genitales, sino en todo el cuerpo.

«El sexo es la puerta a algo poderoso y místico, pero el cine generalmente lo presenta de un modo muy seco.»
David Lynch

En el sexo sagrado los amantes son más que sus cuerpos, son sus almas amándose a través de los cuerpos. De eso trata la alquimia sexual, que genera vitalidad y conecta con el espíritu. Si quieres investigar más, podrías asistir solo o con tu pareja a algún buen taller de sexo tántrico. Si lo haces, asegúrate de que quienes lo organizan y lo imparten son expertos con una reputación seria. Pide referencias.

EL PODER DE LA RISA

Cuando hablamos del estrés, ya mencioné que uno de sus mejores antídotos es la sonrisa, la madre de la risa. Ahora vuelvo a repetirlo, esta vez en relación a la fabricación de endorfinas, que te harán gozar.

«La risa es una cosa muy seria.»
Groucho Marx

Cada vez que sonríes se activan en tu cara una serie de músculos que están conectados a través de terminaciones nerviosas con el cerebro emocional. Después de miles de años de evolución, el cerebro ha aprendido a interpretar que cuando recibe esas señales significa que «algo bueno está pasando», y de inmediato el hipotálamo se dispone a fabricar elementos químicos placenteros, un torrente de neurotransmisores que activan otros mensajeros moleculares que llegan a todas las células de tu cuerpo, deleitándolas.

En una época de mi vida en la que atravesaba un momento difícil, me despertaba en mitad de la noche y me quedaba sorprendida al notar una gran sonrisa en mi cara. Mi cuerpo, muy sabio (igual que el tuyo), utilizaba de forma instintiva ese gesto como herramienta para proporcionarme placidez y bienestar en medio de la tormenta. Desde entonces honro la sonrisa, y desde aquí te invito a que tú también lo hagas. Hace poco leí en internet esta frase, que me gustó: «De todo lo que llevas puesto lo único que no pasa de moda es la sonrisa». Y yo añadiría que, desde luego, es lo que mejor te sienta.

La risa es la hija rebelde de la sonrisa, un estallido de alegría que atraviesa tu cuerpo y te llena el alma. Hace 4000 años, durante la dinastía Shang, existían en China unos templos donde las personas iban a reírse con fines terapéuticos. Entre otros, practicaban un ejercicio que aquí podríamos llamar la risa de las vocales, o yoga de la risa. Consiste en reírse cada vez con una vocal. Si lo pruebas, verás que cuando lo haces con la «a» (jajaja) se activa una parte del cuerpo diferente a cuando te ríes con la «e» (jejeje). Esto se debe a que el cuerpo es como una caja de resonancia (imagina una guitarra), y cuando te ríes con las diferentes vocales se activan zonas del cuerpo, órganos, funciones y emociones diferentes. Aquí te cuento cuáles:

- **«Ja»** llena de energía y hace vibrar la zona de los riñones, de los ovarios, de la matriz y del vientre. Reírse con la vocal «a» previene la osteoporosis y afina el oído. Favorece el aumento de la potencia sexual y reduce el miedo a los cambios.
- **«Je»** libera energía del hígado y la vesícula biliar ya que su zona de actuación es debajo de las costillas. También activa el tejido muscular, favorece la vista y facilita la digestión. Fomenta la adaptación y la aceptación de uno mismo. Así mismo, reduce el miedo a no estar a la altura, a no alcanzar le meta propuesta.
- **«Ji»** actúa sobre el sistema nervioso y estimula la glándula tiroides al producir una vibración en la zona del cuello. También libera la energía del corazón y del intestino delgado. Otro efecto es la activación de la circulación en general, lo que resulta beneficioso para prevenir varices. Y fomenta la capacidad para llevar a cabo los proyectos pues domina el miedo a crear.
- **«Jo»** hace vibrar la zona de la cabeza y el cerebro con el efecto de mejorar el funcionamiento de la glándula pineal, la hipófisis, la pituitaria y el hipotálamo, y tiene repercusión sobre el endoplasma celular. Favorece que la energía del estómago, del bazo,

del páncreas y del tejido conjuntivo sea liberada. Previene, además, la celulitis. Aunque no se recomienda estar más de un minuto porque puede producir estados de trance, reír con «jo» ayuda a apaciguar el miedo a actuar e incita a la acción.
- **«Ju»** moviliza la parte trasera de los pulmones activando su energía. También la del instentino grueso. Fortalece la memoria, afina el olfato y ayuda a controlar el miedo a sufrir una pérdida.

Si te muestras escéptico porque te parece una solemne tontería de la que reírse, no importa, solo con eso ya habremos conseguido nuestro propósito de producir endorfinas. Es más, te propongo lo siguiente:

Colócate de pie delante de un reloj y comienza a reírte a carcajadas con «ja» durante medio minuto, luego cambia a «je» durante los siguientes treinta segundos y a continuación con «ji», «jo» y «ju» la misma cantidad de tiempo. Solo te ocupará tres minutos en total y habrás creado óxido nítrico y endorfinas para varias horas. No importa si no tienes motivos para reírte, hazlo como un ejercicio para tu salud y tu rejuvenecimiento. Seguramente acabarás riéndote de verdad. Aunque no fuera así, tu cuerpo se beneficiará de la producción de química placentera y sanadora.

Si lo haces mirándote al espejo conseguirás mejores resultados, ya que las neuronas espejo también funcionan con uno mismo. Si lo haces cada mañana antes de salir de casa, obtendrás una expresión juvenil y alegre que te acompañará durante todo el día.

> **«No reímos porque somos felices, somos felices porque reímos.»**
> WILLIAM JAMES

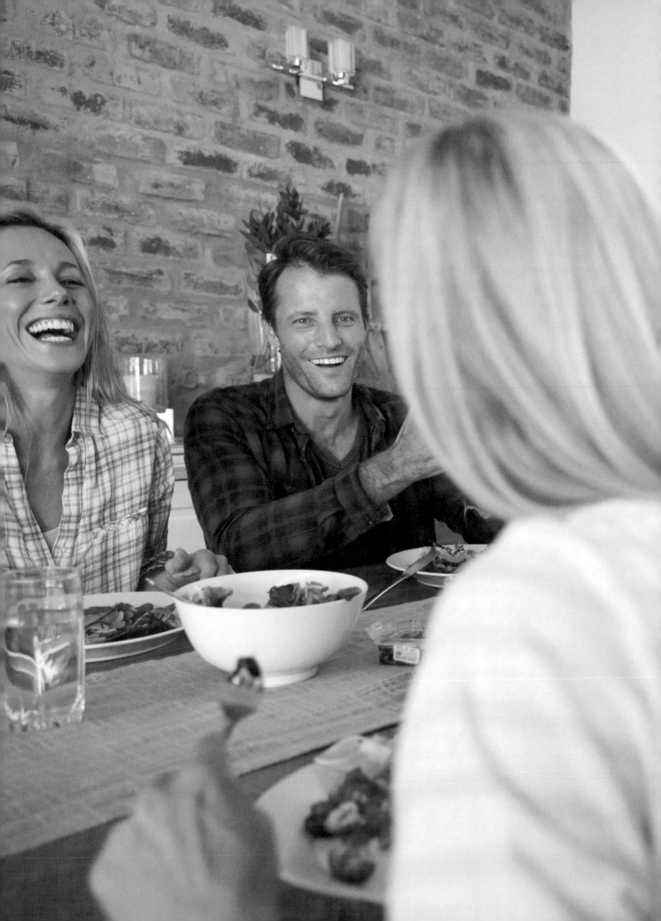

El neurólogo Sigmund Freud, padre del psicoanálisis, afirmaba que a través de la risa el organismo se libera de la energía negativa. En la India, en los áshram de Osho, gran gurú espiritual, aún se lleva a cabo la práctica meditativa de la «risa mística», que consiste en reír tres horas diarias durante nueve días. La risa interrumpe la actividad mental, disipa los ruidos internos y los pensamientos reiterativos y recurrentes, por lo que puede ser considerada una práctica meditativa. Los efectos de este «tratamiento» sobre la salud física y psicológica son enormemente transformadores y significativos.

«La risa es el yoga de la boca.»
THICH NHAT HANH

Como ya sabes, el cerebro no diferencia la risa real de la simulada, y en cualquier caso pone en funcionamiento la producción de endorfinas y otros químicos que proporcionan placer y bienestar. Esta producción de química placentera es máxima durante la primera media hora tras una buena carcajada, y deja un remanente de endorfinas en el organismo hasta doce horas más tarde. ¡Qué gran inversión es reírse!

La sonrisa cuesta menos que la electricidad y da mucha más luz.

Una de las mejores cosas que puedes hacer por tu salud integral y rejuvenecimiento es no subestimar lo sencillo. La cultura de consumo en la que hemos crecido fomenta en nosotros la valoración de lo costoso, lo caro y sofisticado. Está claro que regalarse a uno mismo un lujoso tratamiento posee ya en sí un notable y muy positivo efecto placebo. No estoy en contra de eso, pero deseo insistir en la extraordinaria importancia de estas técnicas simples, gratuitas y al alcance de tu mano: respiración consciente, ejercicio físico, tiempo en la naturaleza, meditación, risa... Créeme, son extremadamente poderosas y eficaces a condición de que pongas en ellas tu atención y las practiques.

JUEGA

Y ya que nos estamos riendo, ¿cuánto hace que no juegas?

Jugar, además de hacerte disfrutar y con ello generar química placentera, te conecta con tu niño interior, que permanece en ti y tiene la capacidad de reconectarte con la alegría de vivir. Pero para ello debes rescatarlo. ¿Quieres saber cómo? El nombre del juego es «siente más y piensa menos». Así es, como los niños:

- Cuando tengas ganas de llorar, llora, sin vergüenza.
- Cuando tengas ganas de reír, ríe, sin temor a parecer tonto.
- Cuando tengas ganas de gastar una broma o de hacer travesuras, hazlas sin miedo a hacer el payaso.
- Cuando te sientas enfadado, exprésalo en público o en privado (escribiéndolo, gritando...), asumiendo la responsabilidad de esa emoción que es tuya.

La espontaneidad es una característica infantil que te aporta luz. Permítela con frecuencia.

Reconoce a tu niño interior y asume la responsabilidad de que disfrute. Tu niño necesita jugar. ¿Cuándo fue la última vez que lo hiciste? A cualquier cosa: a las cartas, al parchís, a la oca, a las adivinanzas, a las canicas, al escondite, a disfrazarse... Date permiso para jugar, fomenta los momentos de juego en el que el único objetivo es disfrutar y fluir. El agua es el elemento del segundo centro energético, del que llevamos tratando durante toda esta «Clave». Siempre que sientas que fluyes, estás disfrutando.

Si tienes otros niños a tu alrededor eres muy afortunado. Su energía alegre es sumamente contagiosa si pones tu atención en ella sin juicios. Comparte sus juegos como si fueras un niño más, ya que, de hecho, es tu niño interior el que participa. Iros todos al circo, al parque de atracciones o a la feria. Móntate en las atracciones y grita, ríe y haz muecas. Si no tienes ganas, al menos observa con toda tu atención cómo lo hacen ellos, empápate de su energía en estado puro; es rejuvenecedor en extremo.

Otra actividad que puedes practicar para divertir y estimular a tu niño interior es cantar, en particular las canciones de cuando eras pequeño. Esas melodías siguen archivadas en tu memoria emocional, y cuando las cantas o tarareas enciendes la energía del goce de la niñez. Entona cualquier canción (infantil o no), no importa si desafinas, solo siente cómo la vida discurre a través de ti. También puedes ir solo o acompañado a una tienda de juguetes y mirarlos con curiosidad y sorpresa, así como leer libros infantiles y ponerte películas de dibujos animados.

Si piensas que ya eres muy mayor para hacer estas cosas, mira las fotos de Einstein enseñando la lengua o disfrazado de «beatle». Como dijo Picasso, «Cuesta toda la vida llegar a ser niño».

«El espíritu trabaja y juega; jugar es vivir tanto como trabajar.»
Francis Picabia

Juega, juega y juega. Ni una semana más sin llevar a tu niño interior a divertirse. Además de disfrutar de lo lindo, producirás óxido nítrico y endorfinas. Por si fuera poco, te ayudará a relajarte y a desconectar para luego ser más eficaz y productivo.

LA CREATIVIDAD

La energía del segundo centro se expresa a través del placer, la sexualidad y la creatividad. Esta última consiste en asociar y conectar ideas o elementos que nunca antes lo habían estado, o, al menos, no de la misma manera. Se trata de una especie de salto de la imaginación.

«La creatividad es una extensión natural de nuestro entusiasmo.»
Earl Nightingale

Para ser creativo, es preciso romper rutinas y cambiar los patrones de pensamiento y actuación de siempre. Ello vuelve flexible al cerebro, pues las neuronas se ven forzadas a conectarse de distinta forma, lo que fomenta la neuroplasticidad, que mantiene la mente joven y estimulada y previene las enfermedades degenerativas, como el alzhéimer, la demencia o el párkinson.

«Si buscas resultados distintos, no hagas siempre lo mismo.»
Albert Einstein

Cambiar patrones y romper rutinas implica no aferrarse a las cosas y a los hábitos de siempre, practicar el desapego, aprender a soltar. Cuando lo haces, nuevas ideas y nuevas cosas llegan para ocupar el lugar de las antiguas. Esto puede aplicarse a la creación artística, científica y tecnológica, y a la resolución de problemas de la vida cotidiana.

Las dificultades y los problemas que surgen en ella son oportunidades inmejorables para practicar la creatividad. Decía Einstein que ningún problema se resuelve en el mismo nivel de consciencia en el que se creó. Es preciso expandir, estirar, elevar la percepción, el nivel de consciencia, para que desde esa nueva perspectiva puedas contemplar oportunidades de acción que antes no habías visto.

> **«Amo las limitaciones, porque son la causa de la inspiración.»**
> Susan Sontag

Para crear, lo primero que tienes que tener es un «qué». ¿Qué es lo que quieres crear? Es decir, tener una intención clara, ¿recuerdas? Luego, centrar en ella tu atención. En el terreno de la creatividad, reúne toda la información de la que puedas disponer acerca del problema que quieres resolver, o sobre lo que deseas crear. Así enriquecerás tu intención con diversos contenidos relacionados con el asunto. A continuación, enfoca tu atención durante la meditación (que es una práctica de atención pura) confiando en que en ese espacio de creatividad infinita aparecerá la solución. Seguramente, en el transcurso del día, te vendrá un «eureka» innovador en forma de inspiración creadora.

> **«La mente intuitiva es un regalo sagrado y la mente racional es un fiel sirviente. Hemos creado una sociedad que honra al sirviente y ha olvidado al regalo.»**
> Albert Einstein

Si aún no meditas, tras identificar tu intención y recopilar toda la información disponible, puedes pedirle a tu niño interior que te ayude a encontrar la solución perfecta, o que te proporcione la idea brillante o la inspiración que necesitas. Nuestro niño interior continúa existiendo en el sustrato inconsciente, y desde ahí tiene acceso a toda la información del inconsciente colectivo y de los registros universales de conocimientos. Tu niño te susurrará la solución a lo largo del día, o en un máximo de dos o tres. Su colaboración es valiosísima en términos de creatividad.

Un adulto creativo es un niño que ha sobrevivido.

Si tampoco has reconectado aún con tu niño interior, puedes acceder al espacio creativo a través de tu hemisferio cerebral derecho. Es la parte que, normalmente, tenemos menos desarrollada, debido a que nuestra cultura, centrada en el hacer y el tener, ha promocionado en especial el cerebro izquierdo, matemático, lineal, analítico, controlador, lógico, ordenado, práctico, etcétera, en detrimento del derecho, creativo, imaginativo, simbólico, sintético, holístico, intuitivo, sensual...

Para activar tu hemisferio derecho te propongo lo siguiente:

- Escribe con la mano izquierda; es la que controla el hemisferio derecho. ¿Ves qué poco lo usamos? Puedes anotar con la mano derecha la pregunta relacionada con el problema o situación que requiera de tu creatividad, y con la izquierda las posibles soluciones o «tormenta de ideas» que vayan surgiendo de tu hemisferio creativo.
- En general, practica cualquier actividad con la mano izquierda: pasar las páginas de un libro, lavarte los dientes, peinarte, coger la cuchara...
- Dibuja mandalas, coloréalos sin pensar en nada, dejándote llevar por las formas y los colores. Los mandalas poseen un gran poder creador.

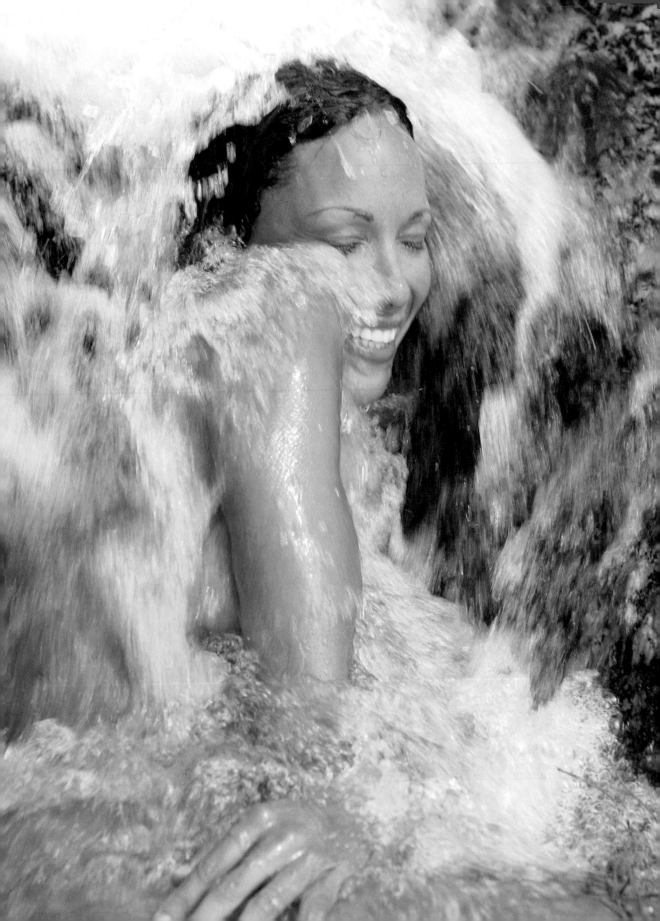

- Practica la papiroflexia. Dar forma a figuras tridimensionales con una hoja de papel también resulta un ejercicio útil para activar la pluridimensionalidad creativa.
- Baila, canta, escribe, toca un instrumento, dibuja o toma fotografías, cierra los ojos y visualiza un paisaje...
- Juega a representar títulos de películas, gesticulando y moviendo el cuerpo de forma exagerada.
- Ve a la naturaleza, y permanece allí con toda tu presencia. El arte la imita, y la ciencia y la tecnología también.
- Admira sin juzgar ni criticar una obra de arte; está cargada de energía creativa codificada. Respírala, empápate de su energía contagiosa.
- En general, conectar con la belleza es una fuente de creatividad.
- Sueña despierto y sigue el camino de tus sueños; ellos te conducirán a tu evolución.

«Si le hubiera preguntado a la gente qué querían, me habrían dicho que un caballo más rápido.»
HENRY FORD

Ser flexible y creativo te hace evolucionar. El salto cuántico que supone la creatividad te conduce a un nivel de consciencia más amplio que incluye y trasciende el anterior, y eso implica evolución. Mi objetivo con el coaching antiaging es revertir el envejecimiento sin frenar la evolución de las personas.. Antiaging es evolución. La longevidad es el futuro, el envejecimiento ha terminado.

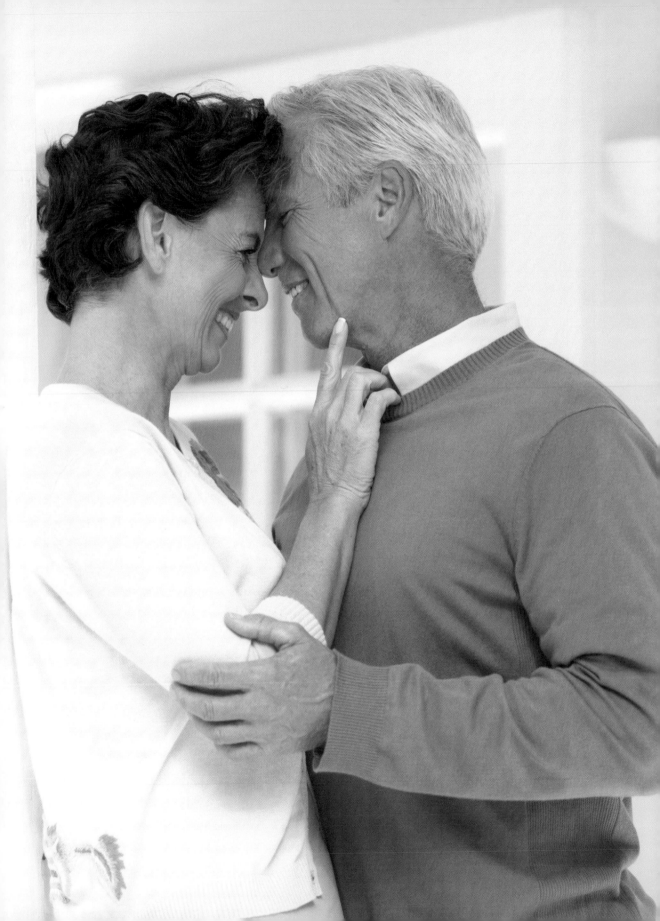

- Clave 7 -

ACTITUD
PARA REJUVENECER

La última «Clave» es el broche perfecto para este viaje al rejuvenecimiento y la longevidad. Todas las demás claves de las que hemos estado hablando requieren actitud, pero, ¿qué es la actitud?

Para la psicología social la actitud es la tendencia que tenemos las personas a reaccionar, positiva o negativamente, ante algo o alguien. Implica una predisposición mental que conduce a sentirse a favor o en contra de cualquier cosa (por ejemplo, el envejecimiento) y nos hace actuar de un modo determinado.

¿Cuál es tu disposición mental en relación al envejecimiento? ¿Y al antiaging y la longevidad? Dependiendo de lo que pienses acerca de ello, así te sentirás, y ese sentir condicionará tu comportamiento. El producto de pensar-sentir-actuar es tu actitud.

Pensar que con el paso de los años las facultades físicas y mentales se degeneran de un modo inexorable; creer que las personas mayores carecen de belleza, que ya no sirven, que pierden autonomía y se vuelven dependientes, que ya no evolucionan ni aportan nada a la sociedad, que solo padecen dolores; etcétera; esa disposición mental negativa te hará sentir triste e inseguro ante los signos de tu propio envejecimiento. Tu autoestima se resentirá, y eso se notará en tu comportamiento. Esa será tu actitud. ¿Qué te espera con esta actitud?

Sin embargo, si piensas que en la tercera edad la belleza se torna magnificencia, que se atesora experiencia transmutada en sabiduría, que los seres humanos, sin excepción, evolucionamos y aportamos hasta el último minuto de nuestra vida en la tierra; si opinas que los noventa años son los nuevos setenta, que la ciencia y la tecnología trabajan a favor del rejuvenecimiento y la longevidad a pasos agigantados e imparables, etcétera; esa disposición mental te hará sentir empoderado, valioso y bello, sea cual sea tu edad. De este modo, tu comportamiento será positivo y abierto a lo nuevo, que ya puedes utilizar para rejuvenecer y con confianza en todo lo que viene, mientras cuidas con esmero tu sistema cuerpo-mente-emoción-espíritu para poder estar preparado y beneficiarte de las innovaciones a medida que van llegando. ¿Qué es lo que te espera con esta actitud?

Una actitud de expectativa positiva es la marca de una personalidad superior.

Tú eres el resultado de tu actitud. De ella dependen tus comportamientos, y estos determinan tu destino. La buena noticia es que las actitudes se aprenden y pueden cambiarse. Tú eres quien decide la actitud que quieres adoptar para favorecer los objetivos que deseas lograr. El filósofo y psicólogo William James dijo a comienzos del siglo xx: «El descubrimiento más importante de mi generación es que las personas pueden alterar su vida si cambian la actitud de su mente». Así es, porque creer es poder... Creer es crear. Si te fijas, «creer» y «crear» están a solo una letra de distancia: la «a» de actitud.

Pero ¿cómo puedes desarrollar la actitud adecuada para el rejuvenecimiento y la longevidad? Para empezar, incorporando una actitud poderosa en general, y para ello:

- **Valórate**, independientemente de cómo te valoren los demás.
- **Espera siempre lo mejor de las cosas, sin aferrarte al resultado.** Aunque te parezca contradictorio, es del todo compatible.
- **Saca provecho** de las circunstancias, sean las que sean.
- **Enfócate en las soluciones.**
- **Haz del momento presente el mejor momento.**
- **Sonríe**, te predispone biológicamente a la mejor actitud.

Para lograr una actitud positiva y poderosa, también puede resultarte muy útil la técnica de «actuar como si», que consiste en «actuar» como la persona que deseas ser, representar ese personaje. Dedícale algunos ratos y experimenta con ello. Empieza en las situaciones que te resulten más sencillas; póntelo fácil. Si las sensaciones son positivas, aumenta el tiempo que le dedicas a «actuar como si» y coloniza nuevas situaciones más desafiantes. Poco a poco verás cómo tu antiguo yo se irá desdibujando mientras toma cuerpo la nueva versión de ti mismo que deseas. En realidad, lo que habrás transformado es la actitud, que es el motor del cambio.

Si lo prefieres, utiliza otro modo de «actuar como si», en el puedes imaginar que eres un personaje que admiras en gran medida. Quizá un artista famoso, deportista, empresario, filántropo... Si lo admiras tanto es porque, o bien compartís ya algunos aspectos y por eso puedes reconocerte en esa persona y «resonar» con ella, o porque posees esas mismas características que admiras en él o ella en tu potencial, dispuestas a que decidas desplegarlas. En cualquier caso, finge que eres esa persona. Vístete parecido, muévete como ella, habla como ella, «actúa como si» fueras ella. Nota cómo te sientes y ve «modelando» tu actuación. Verás cómo la actitud admirada se irá instalando en ti.

El cambio de actitud que deseas exige que actúes. No esperes a estar motivado. Si esperas a tener ganas, quizá no lo hagas nunca. Lánzate, solo necesitas querer. Estos pasos te ayudarán a lograr la actitud positiva:

- **Primero, piensa qué actitud quieres tener.** Ello te facilitará el «actuar como si». El orden adecuado es pensarlo y luego representarlo.
- **Documéntate** en revistas, libros, vídeos que te sirvan de inspiración para desarrollar tu nueva actitud.

- **Encuentra referentes** que tengan o posean la actitud que deseas tener. Síguelos, aprende con su ejemplo. En mi página «Enjuvenece», en Facebook, podrás encontrar numerosos referentes *ageless* de todas las edades.
- **Modifica tu entorno** de manera que refleje la nueva actitud que deseas.
- **Cambia tu corporalidad**. Este aspecto es tan eficaz, interesante y poco conocido que voy a dedicarle más espacio a continuación.

Cuando hablo de cambiar la corporalidad me refiero a modificar la postura. ¿Recuerdas que te dije que cuando sonríes, aunque sea sin razón o sin ganas, tu cerebro interpreta que algo bueno está ocurriendo y se pone a fabricar químicos de bienestar que te elevan el ánimo? Lo mismo sucede con la postura del cuerpo. Al fin y al cabo la sonrisa es el cambio de postura de la cara.

Aunque te parezca raro, no es lo que decimos, sino nuestro lenguaje corporal lo que determina aquello que los demás piensan y sienten acerca de nosotros. Aún más, nuestro lenguaje corporal es lo que determina aquello que pensamos y sentimos acerca de nosotros mismos. Esto es de suma importancia cuando hablamos de actitud. Como ya sabes, el cuerpo y la mente están integrados: uno influye en la otra y viceversa. Sabemos que lo que pensamos se somatiza para bien y para mal: nuestros pensamientos pueden crear salud o enfermarnos. En ese mismo sentido nuestro cuerpo puede transformar la actitud a través del cambio de postura.

La psicóloga social Amy Cuddy, de la Universidad de Harvard, ha llevado a cabo una interesantísima investigación que demuestra que las posturas que más repetimos a lo largo del día determinan nuestra actitud. Comprobó que cuando las personas adoptan durante solo dos minutos «posturas poderosas» se produce un incremento de hasta un 20% en sus niveles de testosterona, la hormona relacionada con el empoderamiento, la fuerza, la seguridad, la pasión y el entusiasmo; al tiempo que se reducen sus niveles de cortisol, la hormona relacionada con el miedo, la inseguridad y el estrés.

Las posturas poderosas son las que asociamos con el éxito, el triunfo y el relax: mirada al frente, cuerpo erguido sin rigidez, cabeza recta y mentón levemente levantado, el paso firme y seguro, etcétera. También gestos ganadores, como levantar los brazos cual atleta celebrando un triunfo, o moverlos de arriba abajo con el puño cerrado, modelan de un modo positivo tus estados de ánimo.

Amy Cuddy recomienda realizar durante dos minutos alguna de esas posturas y repetirlas dos o tres veces al día para producir una actitud positiva. Aquí te sugiero unas pocas:

- Coloca los pies cruzados encima de la mesa, mejor si es tu mesa de trabajo, y las manos detrás de la cabeza, componiendo la típica postura de relax y seguridad. Mantén esa confortable postura y respira de un modo calmado y profundo durante dos minutos.
- De pie, con el cuerpo erguido y sin rigidez, la mirada al frente y la barbilla levemente levantada, adopta la típica postura «en jarras». Permanece así durante dos minutos, respirando de un modo calmado y profundo.
- De pie delante de la mesa de trabajo o cualquier mesa de la misma altura, inclina el cuerpo levemente hacia adelante, dirige la mirada al frente y eleva levemente el mentón, y apoya las manos en la mesa con las palmas extendidas hacia abajo. Mantén la postura durante dos minutos respirando de un modo calmado y profundo.

Es conveniente repetir a diario estos eficaces ejercicios. Te cambiarán la actitud de forma puntual antes de entrar a una reunión, o en cualquier

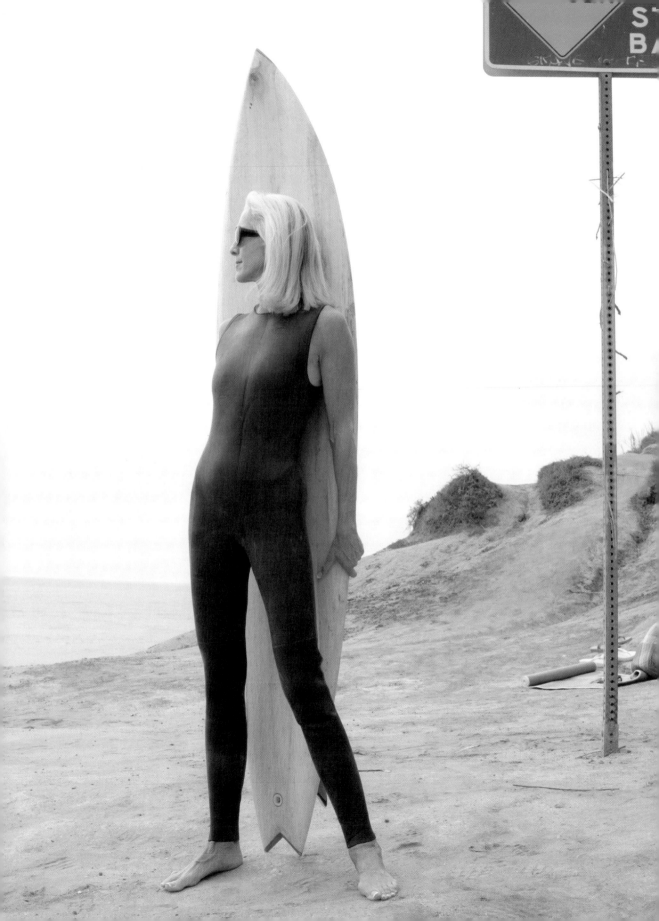

situación que requiera empoderamiento y positividad. Es recomendable que se realicen, se repitan y se finjan hasta que se acabe sintiéndolo y convirtiéndose en lo que se representa.

Ya te imaginas la aplicación que este modelado postural puede tener en la actitud *ageless*. Con el paso del tiempo, la postura se va cerrando, los hombros se agachan hacia adelante, y eso favorece que la cabeza se incline y con ello la mirada. Todo ello genera timidez, ansiedad e inseguridad. Utiliza la postura para recuperar, si lo has perdido, tu empoderamiento, seguridad y optimismo. Ya sabes cómo, y solo te llevará dos minutos un par de veces al día.

Te propongo otro ejercicio de visualización para incorporar la actitud que deseas:

1. Cierra los ojos y busca en el archivo de tu memoria un momento estelar de tu vida adulta en el que te sintieras óptimo físicamente.
2. Recrea ese momento en todos sus registros: vista, sonido, sabor, temperatura, textura, aroma, sentimiento (¿qué veías?, ¿qué sonido había?, ¿cómo olía?, ¿cómo te sentías?, etcétera).
3. Reconstruye el momento repetidas veces hasta que te resulte sencillo evocarlo con rapidez utilizando el tiempo presente: «Estoy viendo/me veo...», «Estoy oyendo...», «Huele a...», «Sabe a...», «Me siento...», etcétera.
4. Zambúllete en el escenario que has evocado y conecta con la sensación: el cerebro no distingue lo real de lo virtual.
5. Te sentirás igual que entonces... Ahora, «ánclalo»: elige un gesto que asocies a ese estado y repite, repite, repite...
6. Cuando lo hayas repetido lo suficiente para haberlo integrado, cada vez que realices el gesto («ancla»), la sensación regresará y te sentirás igual que en ese momento estelar tan solo con repetir el gesto, estés donde estés y cuando tú lo desees.

SÁCALE PARTIDO A TUS DEFECTOS

«La belleza comienza con la decisión de ser uno mismo.»
Coco Chanel

El culmen de la actitud *ageless* es sacarle partido a tus defectos físicos. Cuando se es más joven, los defectos acomplejan y se esconden. A lo largo del tiempo, algunos defectos se van corrigiendo con la dieta, los estilismos, las terapias, los tratamientos e, incluso, con la cirugía estética. Pero si aún no lo has hecho porque no has querido o no has podido, ahora, en este momento de tu vida, tienes la alternativa de sacarle todo el partido a tu defecto físico, explotándolo sin vergüenza y convirtiéndolo en algo que se identifica como tu sello personal.

Tu defecto te da carácter. Lo hemos visto muchas veces: el lunar de Cindy Crawford, la nariz de Adrien Brody, los dientes separados de Vanessa Paradis, el rostro picassiano de Rossy de Palma..., son ejemplos de personas que a través de su actitud han convertido su defecto en virtud. ¡Si ellos pueden, tú también!

¿Qué defecto tienes?

Exhíbelo, no lo escondas ni te avergüences de él. Muéstralo con orgullo como una seña de identidad. Míralo con cariño y defínelo en una frase de manera creativa, dándole la vuelta y buscándole el lado positivo. Lo más socorrido es afirmar que te da carácter, ¡y es verdad! Pero puedes reflexionarlo aún más y encontrar una frase poderosa y positiva que lo haga fascinante. Luego, utiliza el procedimiento que te he propuesto en otras ocasiones. Repítete a lo largo del día la frase que define tu defecto.

Haz que tus células se enteren de que a partir de ahora te gusta porque... (Rellena los puntos suspensivos con la frase positiva que define el defecto).

Consigue que el ojo de la mente inconsciente se haga consciente de este nuevo mensaje que le estás dirigiendo. Si te lo dices ante el espejo, mirándote a los ojos, mejor.

LOOK *AGELESS*

Elegir el vestuario adecuado para recrear a la persona *ageless* que quieres ser tiene su importancia. Por fortuna se pueden encontrar tendencias de todos los estilos sin perder actualidad, así que puedes elegir, de entre todas, la que más te favorezca. Para ello conviene que conozcas bien tu cuerpo, sus formas, sus medidas, sus colores (piel, pelo, ojos)...

Cuando digo que te favorezca, no solo me refiero a tu cuerpo, sino también a tu mente y a tu estado de ánimo. En lo relacionado con el estilo, no me gusta generalizar. Siempre y cuando tú te sientas bien, interprétate como más te guste.

Para recrear tu estilo *ageless* te ayudará tener en cuenta estos aspectos:

- Lo único prohibido es lo que no te favorece o no te hace sentir bien.
- Investiga entre los diseñadores de moda y selecciona tus favoritos ¿Cuáles son los denominadores comunes entre ellos? Eso te dará información acerca de ti mismo y del estilo que deseas incorporar.
- Busca en la revistas y haz una selección de tus personas favoritas por su look y estilismo. Vuelve a preguntarte: ¿Cuáles son los denominadores comunes entre ellos?
- En base a eso, configura un estilo que se ajuste a la imagen que deseas proyectar, en armonía con tu manera de ser y de pensar y, también, con tu estilo de vida.
- Revisa tu fondo de armario. Regala lo que no encaje y crea conjuntos con los que te sientas identificado, cómodo y favorecido.
- Hazte con algunos complementos para rematar y dar un aire actual a tu estilo.
- Si lo necesitas, considera recurrir a un buen estilista.

Aunque nada que favorezca está prohibido, estas son algunas de las pistas para recrear tu estilo *ageless*:

- Prioriza el confort. Nada como unos zapatos incómodos o una pieza extremadamente apretada para estropear la mejor actitud.
- Elige calidad sobre cantidad.
- Prefiere tejidos naturales, sensuales y algunas texturas futuristas de materiales tecnológicos.
- Recurre a transparencias sutiles en lugares estratégicos.
- Conoce los colores que te iluminan. En general, resultan estilosos los colores básicos y neutros (blanco, negro, gris, piedra, beige, pardo, etcétera).
- Busca las líneas que te favorezcan. Ni muy holgado, ni demasiado ajustado.
- Acierta con complementos de colores atrevidos, exóticos, actuales (gafas, bolsos, zapatos, brazaletes, collares...). Darán un aire fresco y juvenil a tu estilismo.
- Siéntete guapa, segura y sexy con ropa interior bonita, cómoda, de colores...
- Aléjate del desaliño: cuida tu pelo y tus uñas. Soy fetichista del pelo gris o blanco por completo en cortes actuales y melenas osadas, pero debes llevarlo impecable, pues, de lo contrario, te echarás años encima. Si eres hombre, las canas te favorecen siempre; lúcelas con orgullo.

- Por lo general, sientan bien los maquillajes y coloretes jugosos, así como la manicura francesa.
- Tu mirada también jugosa: las gotas con ácido hialurónico van fenomenal para ello. Muestra una mirada que transmite tu curiosidad, alegría, disfrute y pasión por la vida.
- Exhibe unos labios jugosos, dientes blancos y, sobre todo, sonríe con frecuencia.
- Utiliza olores suaves, frescos y sutiles con un punto interesante. Que te proporcione placer olerte y ser olido.

SUELTA, FLUYE Y ATRÉVETE

Aunque te resulte contradictorio, deslígate de tu juventud, no te apegues a ella. No vivas en la idea de carencia, del tiempo que se escapa o de lo que te falta. Ante la aparición de los signos de envejecimiento practica el desapego. El desapego es un concepto muy valioso para todo en la vida. Está directamente relacionado con soltar, con no aferrarse y con aceptar.

La falta de aceptación produce sufrimiento. ¿Envejecer te hace sufrir? Si es así, ese sentimiento te está envejeciendo aún más. Detenlo. Acepta y disfruta de cada época, eso te dará fuerza y seguridad.

Aunque parezca paradójico, aceptar tu envejecimiento te sitúa en el camino del rejuvenecimiento, el camino de una juventud nueva, que se asemeja a la anterior, pero que no es la misma, sino mucho mejor.

Fluir es la consecuencia de soltar. Cuando ya no te aferras a la juventud o a cualquier otra cosa, la energía empieza a circular. La energía es vida fluyendo a través de ti. Cuando más fluyes es cuando estás en el presente, empapándote del aquí y del ahora, consciente de que no habrá otro momento igual. Estar aquí y ahora te aporta la presencia que está relacionada con la actitud. Entiende para qué te suceden las cosas, aprende de cada experiencia y búscale el lado positivo. Fluir en el presente es como parar el tiempo. Y parar el tiempo te rejuvenece; lo vimos con la meditación y la ciencia lo confirma.

Atrévete, no te quedes con las ganas. Esta es tu vida, es tu momento. Brilla con tu luz propia a cualquier edad. Si no lo haces, el mundo se quedará sin ella y tú no habrás cumplido la misión de ser tú, de desplegarte en toda tu extensión y profundidad. Atreverse requiere ser valiente y transitar un camino con corazón. Sigue la consigna del *Epitafio de Seikilos*, la composición musical más antigua que se conoce: «Mientras estés vivo, brilla».

Seguir las claves que te propongo en este libro te ayudará a brillar con luz propia. Cuidar tu cuerpo y tu mente, tus emociones y tu espíritu significa cuidar tu luz, y atreverte es exhibirla en todo su esplendor a cualquier edad. Tener esa actitud a veces cuesta, porque tenemos miedo a mostrar nuestra luz.

Si te resulta muy difícil lograrlo tú solo, busca la ayuda que necesites para cerciorarte de que tu luz salga y luzca única, personal e intransferible.

ACTITUD ANTIAGING

La actitud *ageless* consiste en tener una presencia poderosa, amable, curiosa, radiante, entusiasta y optimista ante los acontecimientos de la vida. Es imprescindible ser consciente del aquí y del ahora y experimentar la vida a través de ti mismo, sin importar la edad cronológica que tengas.

Podemos considerar que entre los cuarenta y cinco y los cincuenta años se inicia el segundo tiempo del fascinante juego de la vida. Ya sabes que muchos partidos se ganan en la segunda par-

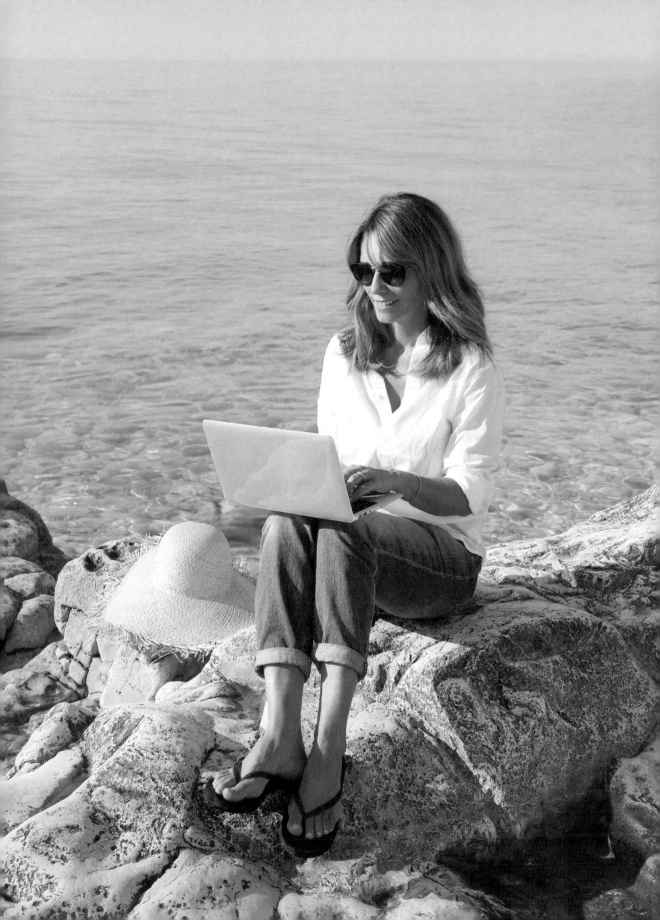

te, así que prepárate, porque lo mejor está por llegar.

Se trata de que aceptes tu historia y te instales en el presente, dispuesto a hacer del resto de tu vida lo mejor de tu vida. Es el momento de dejar de preocuparte por cumplir años y empezar a cumplir tus sueños más profundos y auténticos. Sí, porque los sueños no pertenecen solo a los más jóvenes. Ahora tú tienes la experiencia de tus años y la edad de tus sueños.

No te dejes engullir por el viejo paradigma que nos programa para creer que ya solo queda una cuesta hacia abajo y que ahora ya toca solo consolidar lo que hemos logrado hasta ahora. ¡Ni lo pienses! Queda mucho por explorar, por descubrir dentro de ti, auténticas maravillas que no pueden permanecer sin expresarse. Tus deseos y tus sueños te marcan el camino.

La actitud antiaging implica manifestar quién eres con confianza. Antes, en la vida, uno está ocupado con el aprendizaje de los códigos sociales y profesionales, de supervivencia, procreación, crianza, estatus... Seguir repitiéndote el resto de tu vida resulta muy aburrido, y envejecedor. La rutina envejece el cuerpo y la mente. Aléjate de ella y fomenta los rituales que te empoderan para hacer realidad tus sueños.

La vida es una aventura de evolución. ¿Quién quiere volver a ser joven para pasarse las noches dando saltos en una discoteca? ¡Eso ya lo hicimos! ¡Ya hemos estado ahí! No digo que una noche, a modo de celebración y para compartir un rato con amigos, no resulte divertido, pero no es

para eso para lo que queremos revertir la edad biológica.

En el segundo tiempo del juego de la vida, el coaching antiaging te proporciona una juventud distinta. Te facilita una nueva manera de estar, de sentirte y de verte joven. No se trata ya de la vitalidad desmedida y explosiva del primer tiempo de vida, donde la fuerza suele ser descontrolada e impulsiva, y se viven con intensidad los miedos y las inseguridades.

En el segundo tiempo, se trata de aunar vitalidad, belleza y entusiasmo con conocimiento, sabiduría y confianza en uno mismo y en la vida. ¿Quién puede competir con eso? Los más jóvenes ya no temerán llegar al segundo tiempo porque lo identificarán con plenitud y será deseable para ellos.

Queremos ser longevos en plenitud para estar en magníficas condiciones de seguir aprendiendo y desvelando las maravillas que nuestro universo, interior y exterior, contiene. A la velocidad que se produce la información, con tantos estímulos a los que estamos expuestos a diario, necesitaríamos siete vidas para poder asimilar e integrar aquello que nos interese para nuestra evolución.

El segundo tiempo es el tiempo de la espléndida mariposa. El coaching antiaging te acompaña en el proceso de crisálida. En palabras de mi maestro, el doctor Deepak Chopra: «La oruga que se transforma en mariposa no cambia su genoma, solo su expresión». Y la expresión antiaging se recoge en las diversas «Claves» de este libro, que se cierra con la actitud *ageless*.

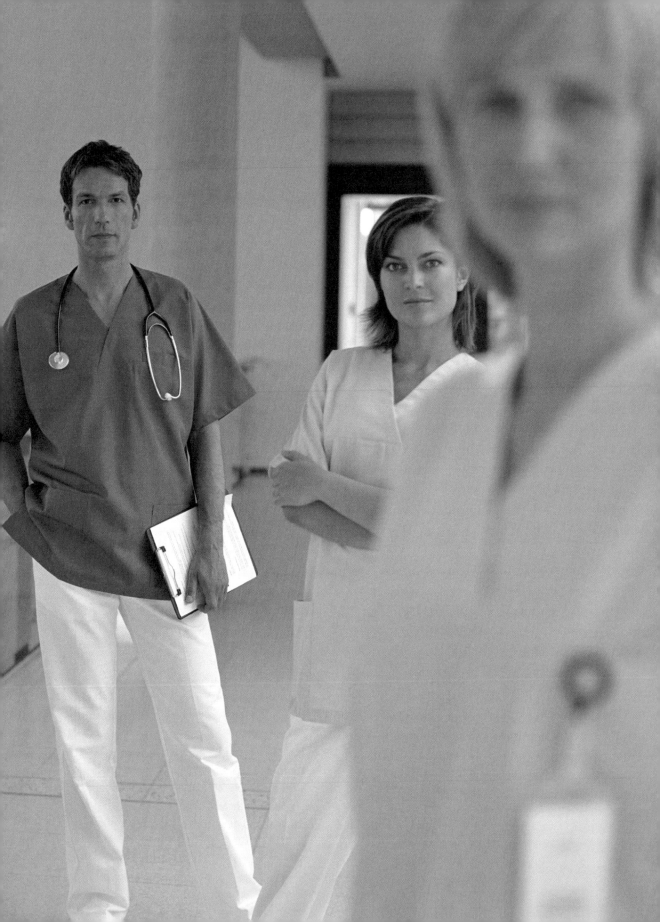

TRATAMIENTOS
PARA REJUVENECER

Como has podido ver hasta ahora, estoy comprometida con que logres una salud sostenible. Mi propósito es ayudar a las personas a construir una salud óptima y mantenerla. Para ello colaboro con una serie de expertos profesionales en distintas disciplinas clínicas que ofrecen tratamientos dentro de una estrategia de «medicina integrativa», que combina la medicina occidental de vanguardia con las medicinas orientales milenarias y las llamadas terapias holísticas.

Promuevo el cambio al estilo de vida *ageless* a través de la nutrición, del ejercicio físico, del control del estrés, de la gestión emocional y demás aspectos que te he mostrado en las distintas «Claves». Asimismo, propongo el uso de una gran variedad de modalidades clínicas no invasivas como la acupuntura, la fisioterapia, la quiropráctica, la osteopatía, la ozonoterapia, la homeopatía, etcétera. También aproximo a mis clientes tratamientos de la medicina antiaging y de la medicina estética que puedan resultarles beneficiosos, y los animo a ser proactivos liderando el proceso, y les acompaño en el viaje hacia la verdadera salud, el óptimo bienestar, el rejuvenecimiento y la longevidad en plenitud.

Los médicos con los que colaboro tratan de evitar los medicamentos, aunque también los prescriben si resultan necesarios. Usan las prácticas convencionales (medicamentos y cirugía) cuando es preciso, pero también fomentan aproximaciones complementarias como la acupuntura, el consumo de complementos nutricionales, el uso de hierbas medicinales, los trabajos y terapias corporales, el control del estrés, yoga y meditación, etcétera.

La medicina oriental tiene una aproximación al cuerpo humano más holística que la medicina occidental. Se orienta hacia la raíz del problema, en lugar de hacia los síntomas para paliarlos con medicamentos, que no lo sanarán desde el origen.

No me malinterpretes: estoy agradecida a los antibióticos y a la cirugía cuando son necesarios, pero personalmente y con mis clientes he tenido innumerables experiencias con prácticas que ayudan al cuerpo a sanar por sí mismo, en especial cuando son implementadas por un buen profesional con experiencia.

En particular, la medicina tradicional china y la medicina ayurvédica aventajan a la occidental en el tratamiento de enfermedades crónicas, para las que las prácticas occidentales ofrecen limitados tratamientos capaces de controlar algunos síntomas, mientras que las orientales pueden de verdad curar las causas. Estas dos tradiciones médicas milenarias disponen de gran variedad de procedimientos para el rejuvenecimiento y la longevidad, que pueden combinarse con los contemporáneos de la medicina antiaging, la medicina estética y la moderna medicina cuántica, con la que se cierra el círculo de sanación integral.

Todas esas disciplinas, apoyadas en una tecnología que avanza día tras día, proporcionan un variado abanico de tratamientos antiaging, algunos de los cuales veremos aquí. La medicina antiaging es cada vez más personalizada, una medicina a la carta con muchos y variados platos en el menú. Llegado el momento, en las sesiones de coaching antiaging exploramos y seleccionamos los tratamientos más apropiados para aquellos que siguen el proceso de rejuvenecimiento. En este escenario siempre aconsejo a mis clientes que conviene conocer lo último y usar lo penúltimo. Esto nos ofrece mayores garantías de seguridad. Supongo que no deseas ser un conejillo de indias, ¿verdad?

También aquí eres tú quien lideras. Se trata de tu vida y de tu salud, no la dejes en manos de nadie. Los médicos expertos son tus colaboradores y tus aliados en el proceso antiaging, pero el único responsable de tu cuerpo eres tú. El coaching te muestra y te facilita la selección para que seas tú quien, al final, decida con total consciencia y responsabilidad los tratamientos a seguir.

Estas serían algunas recomendaciones para tomar en consideración si te dispones a empezar cualquier tratamiento antiaging:

- Lidera tu proceso de rejuvenecimiento y longevidad.
- Busca especialistas en medicina antiaging, pues la medicina convencional considera normal todo lo que no es patológico, y esto incluye muchos de los síntomas del envejecimiento.
- Integra la medicina antiaging con la medicina oriental y las terapias holísticas.
- Pide referencias y elige profesionales con experiencia contrastada que trabajen con tecnologías probadas, con aparatos que hayan pasado periódicamente controles y revisiones para garantizar su perfecto funcionamiento y con personal especializado y con experiencia para maniobrarlos.
- Pide al médico información detallada de los tratamientos.
- Elige tratamientos suficientemente probados y consolidados.
- Infórmate de las contraindicaciones y posibles efectos secundarios de los diversos tratamientos.
- Pregunta al médico cuáles son exactamente las sustancias que va a infiltrarte o implantarte. Di no a las «fórmulas secretas» de algunos gurúes. Es tu derecho conocer el procedimiento, y todos los profesionales tienen la obligación de informarte sobre todos los detalles.
- Elige sustancias reabsorbibles no imperecederas.
- Elige sustancias biocompatibles y biodegradables, así como los métodos lo más respetuosos posible para tu organismo.

- En cuanto a la dosis: menos es más. Mejor quedarse cortos y luego rectificar que excederse y arrepentirse.
- Una vez que hayas elegido, pon de tu parte añadiendo el placebo a la eficacia del tratamiento para que funcione con más efectividad. Ya sabes que creer es crear.
- Siempre que sea posible evita la intervención quirúrgica y opta por los métodos menos invasivos. Los cortes y cicatrices suponen interrupciones y bloqueos en tu campo energético.
- Desarrolla tu autoestima. El mejor tratamiento con el mejor de los resultados no sirve para resolver la falta de autoestima. Tras el entusiasmo inicial, seguirías sin gustarte.

Ahora, si quieres, puedes tomar la autopista para viajar más deprisa. Esta etapa del recorrido te ofrece potentes y eficaces tratamientos médicos biológicos y estéticos de los que te puedes beneficiar si lo deseas. Son la guinda del pastel, si es que te gustan las guindas...

La «autopista» de los tratamientos dispone de innumerables áreas de servicio. Nos detendremos brevemente en algunas de ellas para que te puedas hacer una idea de la diversidad de procedimientos a tu disposición. Espero que la muestra te resulte interesante y de utilidad.

ACUPUNTURA

Como vimos, nuestra energía vital fluye por el cuerpo a través de los meridianos. La acupuntura trabaja sobre este sistema cuando algunos puntos a lo largo de los meridianos se obstruyen o debilitan, lo que impide al cuerpo realizar su tarea de autosanación y propicia la enfermedad. La inserción de agujas muy finas e indoloras en esos puntos afectados restablece el flujo de la energía vital de manera terapéutica.

Además del dolor, la acupuntura trata con eficacia alergias, desórdenes autoinmunes y gastrointestinales, problemas ginecológicos, migrañas, problemas en la piel, intestino irritable, reflujos gástricos, toda clase de adicciones y enfermedades crónicas.

Duración de la sesión: 20-30 minutos.

Número de sesiones: entre 1 y 6.

OZONOTERAPIA

La ozonoterapia es hoy en día uno de los tratamientos médicos de moda debido a sus excelentes resultados. Consiste en realizar una transfusión de la sangre del paciente enriquecida con una mezcla de oxígeno y ozono.

Este tratamiento oxigena todo el organismo, beneficia a todas las funciones celulares, estimula las defensas, mejora la circulación, revitaliza y regenera los tejidos y ayuda a revertir los procesos degenerativos. Asimismo, posee un gran poder analgésico, disminuye los síntomas de la artrosis y elimina microbios, bacterias y virus. También aumenta la calidad del sueño y produce bienestar. Por todo ello, y por su poder para estimular los sistemas antioxidantes del cuerpo, está considerado como un tratamiento antiaging.

Duración de la sesión: 25 minutos.

Número de sesiones: 12 a lo largo de 6 semanas.

FISIOTERAPIA

Tratamiento, sin fármacos, de numerosas dolencias agudas o crónicas como la artrosis, artritis, fibromialgia, las calcificaciones, la osteoporosis, ciática, esclerosis múltiple, párkinson, pérdida de movilidad y funcionalidad, insuficiencia respiratoria, incontinencia fecal y urinaria, etcétera.

La fisioterapia dispone de todo un arsenal de técnicas de eficacia probada. Entre ellas, la kinesioterapia, la reeducación postural global (RPG),

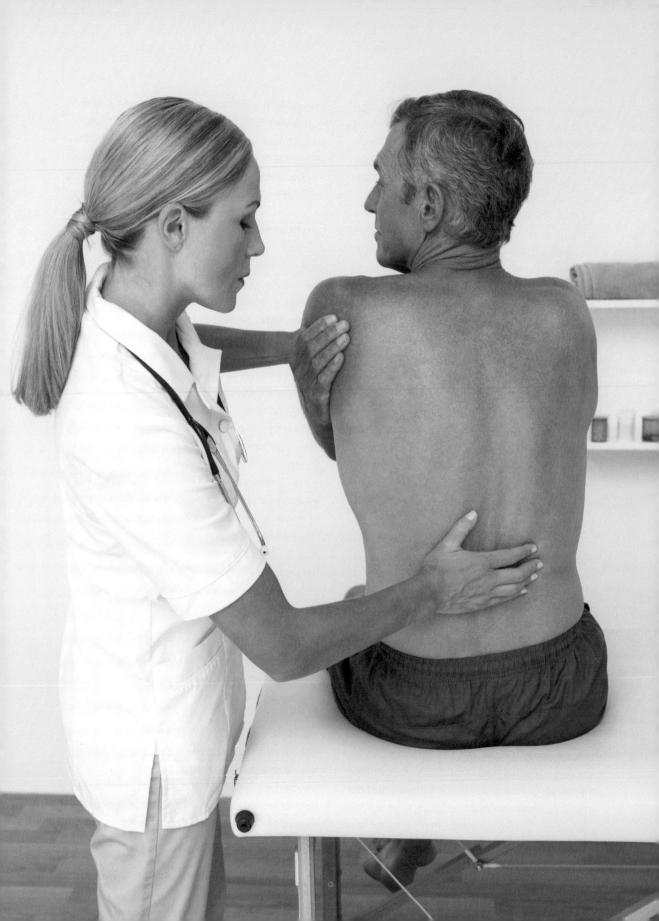

técnicas manuales y ejercicios terapéuticos, movilizaciones articulares, la osteopatía, el método hipopresivo, kinesiotaping, masajes terapéuticos, masaje sacro-craneal, drenaje linfático, ultrasonidos, laserterapia, hidro y talasoterapia, crio y termoterapia, etcétera.

Duración de la sesión: 20-30 minutos.

Número de sesiones: depende del caso y de la técnica utilizada.

QUIROPRÁCTICA

Trata problemas mecánicos de la estructura ósea, de la musculatura, de las articulaciones, del sistema nervioso y en especial de la columna vertebral por medio de manipulaciones muy precisas, presiones, ejercicios de rehabilitación del movimiento, masajes y estiramientos.

En muchos casos supone una eficaz alternativa a los fármacos y a la cirugía en el tratamiento y la mejora de los problemas de disco, lumbalgia, ciática y dolores de espalda en general, rigidez en las articulaciones, artritis, entumecimiento, dolor de cabeza, migrañas y mareos.

Duración de la sesión: 10-30 minutos.

Número de sesiones: aunque la mejoría se siente tras la primera, normalmente se requiere más de una.

HIDROTERAPIA DE COLON

Técnica dedicada a limpiar por completo el intestino grueso con agua filtrada y purificada (en ocasiones, enriquecida con ozono) para eliminar las toxinas acumuladas por la retención, fermentación y putrefacción de los residuos alimenticios, que ocasionan toxicidad en todo el organismo, debilidad, pérdida de energía, diversas enfermedades y envejecimiento.

Los beneficios para la salud y el rejuvenecimiento son innumerables: desintoxicación del organismo, eliminación de parásitos, estimulación y fortalecimiento del sistema inmunológico, eliminación de gases, aumento de energía y vitalidad, beneficios para los huesos y las articulaciones, las alergias, el estado de ánimo y el sueño, e ilumina la piel, el pelo y la mirada.

Duración de la sesión: 30 minutos.

Número de sesiones: 3 y luego 1 cada 6 meses.

TRATAMIENTO DE LOS TRASTORNOS DEL SUEÑO

Este tipo de trastornos afectan al estado de ánimo y provocan pérdida de energía, riesgo de enfermedades cerebro-cardiovasculares y envejecimiento generalizado.

Para analizar el problema de forma individual y poder diagnosticar sus causas y prescribir el tratamiento adecuado, se practican una analítica y una serie de pruebas, como la polisomnografía, la poligrafía, el electrooculograma o el electromiograma. Ninguna de ellas es invasiva ni dolorosa, y se realizan en una clínica durante una noche.

Dependiendo de los resultados de alguna de estas pruebas se podría precisar de tratamiento farmacológico o de la reposición de la hormona melatonina. De no ser así, el tratamiento se enfoca desde el principio hacia sesiones de terapia psicocorporal y cognitivo-conductual, técnicas de relajación y ejercicios de respiración consciente, ejercicios antiestrés, autohipnosis y *mindfulness*.

Duración de la sesión de terapia psicocorporal: 3 horas.

Número de sesiones: 8 (1 por semana) durante 2 meses.

HORMONAS BIOIDÉNTICAS

Consiste en una terapia de reemplazo con hormonas vegetales bioidénticas de aquellas que se pierden en el proceso de envejecimiento. Las hormonas bioidénticas son producidas a partir de vegetales que se tratan en el laboratorio con el fin de replicar con la mayor exactitud las hormonas humanas, de manera que el organismo no note la diferencia.

Este tratamiento, aunque se realice con hormonas bioidénticas, es un procedimiento delicado que exige de diagnóstico, prescripción y seguimiento médico meticuloso. Al inicio del plan, dirigido por un médico endocrino especializado en antiaging, se realiza un examen riguroso y una amplia analítica que incluye un completo perfil hormonal en un laboratorio clínico específico.

De acuerdo con los resultados, el médico establecerá la combinación hormonal necesaria y la dosis adecuada, la cual es aconsejable iniciar con cantidades bajas e ir ajustando.

Se realizará una consulta de control a los dos meses y luego se mantendrán consultas de seguimiento cada seis.

TRATAMIENTO PARA ALARGAR LA LONGITUD TELOMÉRICA

Con el paso del tiempo, el estrés oxidativo y la inflamación del organismo, los telómeros, que son los extremos de los cromosomas, se acortan. Esta erosión pone en peligro la integridad del ADN y la replicación celular, generando envejecimiento. La mayoría de las enfermedades asociadas a la edad coinciden en presentar telómeros cortos.

Los resultados del análisis de telómeros presentan la longitud mediana, la estimación de la edad biológica y un histograma completo. A partir de ahí se facilita un plan de vida saludable para mantener los telómeros largos. También puede considerarse el tratamiento de activación de la telomerasa, la enzima encargada de proteger la longitud de los extremos de los cromosomas.

Se realizará un seguimiento del tratamiento y posteriores analíticas.

CÉLULAS MADRE PARA EL REJUVENECIMIENTO DE LA PIEL

La capacidad de renovación de la piel disminuye progresivamente con el paso de los años. Las células madre tienen la capacidad de convertirse en cualquier tipo de célula especializada, entre otras, por ejemplo, las de la piel. También tienen el poder de autorenovarse, proceso en el que generan más células madre reparadoras y regeneradoras de cualquier clase de tejido orgánico.

La grasa corporal constituye una gran reserva de células madre ricas en colágeno y fibroblastos, por ello es la fuente que se utiliza para este tipo de tratamientos dérmicos.

La infiltración del procesado de la lipoaspiración revierte los efectos del fotoenvejecimiento, reduce las arrugas, mejora la textura de la piel y aumenta el grosor de la dermis, que disminuye con el paso del tiempo.

Los efectos del tratamiento son progresivos, y apreciables a partir de los dos meses de tratamiento.

BIOESTIMULACIÓN CELULAR DÉRMICA CON PLASMA RICO EN PLAQUETAS (PRP)

El tratamiento consiste en estimular la producción de colágeno, elastina y ácido hialurónico de la piel a través de microinyecciones en la zona a tratar de plasma centrifugado, obtenido a partir de una muestra de la propia sangre del paciente. Los resultados se empiezan a apreciar a las 24 horas, aunque su efecto máximo se obtiene al mes del tratamiento.

Número de sesiones: 1 o 2 veces al año.

MESOTERAPIA DE REVITALIZACIÓN CON VITAMINAS, MINERALES Y ÁCIDO HIALURÓNICO

Este es un método clásico de la medicina estética que se sigue utilizando y perfeccionando. La bioestimulación con infiltraciones intradérmicas de vitaminas, ácido hialurónico, aminoácidos esenciales y minerales aporta una piel más luminosa, uniforme, con menos arrugas y con un tono más firme, vital y rejuvenecido. El tratamiento mejora de forma notable la cara, el cuello, el escote, las manos, los brazos, los muslos, los glúteos y el abdomen.

El tratamiento inicial se compone de seis sesiones quincenales y de un mantenimiento cada tres meses aproximadamente.

TRATAMIENTO DE ARRUGAS CON TOXINA BOTULÍMICA O «BOTOX»

Consiste en inyectar, con una fina aguja, toxina botulímica en zonas concretas de la musculatura facial para bloquear los impulsos nerviosos que reciben los músculos y así evitar las llamadas arrugas de expresión. Se utiliza en especial en las arrugas de la frente, el entrecejo y en las «patas de gallo».

El Botox es un tratamiento clásico de la medicina estética que se sigue utilizando y desarrollando. En la actualidad, la tendencia es a rebajar la dosis para solo relajar los músculos en lugar de paralizarlos, como se hacía antes. De esta manera, se logran resultados más naturales.

El Botox suaviza las arrugas, pero no corrige la textura, las manchas o la flacidez de la piel, que podrían beneficiarse de otros tratamientos complementarios, como el colágeno, el ácido hialurónico, la radiofrecuecia, etcétera.

Duración de la sesión: 10-30 minutos.
Numero de sesiones: 1 cada 6 meses.

IOVERA

Alternativa al Botox, consiste en una inyección de frío que se aplica en las arrugas de expresión durante un minuto para bloquear de forma instantánea determinados músculos. Resulta un procedimiento más natural que el Botox, ya que se evita la toxina. Los efectos son instantáneos tras el tratamiento y tienen una duración de unos tres o cuatro meses.

PEELINGS QUÍMICOS / PEELING OBAGI

Los peelings químicos consisten en aplicar sustancias que eliminan las células envejecidas en la piel. Una nueva capa de células de mejor textura y con menos arrugas y manchas sustituye a la anterior.

Dependiendo de la profundidad a la que se desee proceder, el tratamiento se realizará con ácido glicólico, ácido salicílico, ácido láctico, ácido tricloracético o fenol.

La modalidad de peeling OBAGI se ha demostrado muy eficaz a la hora de rejuvenecer la piel de casi todo el cuerpo. Elimina las cuatro primeras capas de piel. A las veinticuatro horas de la aplicación de los ácidos específicos, esta aparece inflamada y a los tres días se forman costras que irán desapareciendo en unas dos semanas, iniciando el proceso de regeneración.

Duración de la sesión: 20 minutos.

RELLENOS

Se utilizan para rellenar los hundimientos en determinadas zonas del rostro y devolver la armonía a los contornos de la cara, eliminando también arrugas superficiales y disimulando las más profundas. Se utilizan materiales como ácido hialurónico de diferentes densidades, colágeno, ácido poliláctico, hidroxiapatita cálcica, etcétera.

Los rellenos se utilizan con frecuencia en ojeras, pómulos, mentón, contorno de la mandíbula y labios, aunque son más recomendables para aportar volumen al tercio superior y medio de la cara. En el tercio inferior resulta mejor usar inductores de colágeno para tensar.

En función del material de relleno empleado y la cantidad implantada, pueden ser necesarias una o varias sesiones, más o menos espaciadas en el tiempo. En general, es aconsejable ir corrigiendo paulatinamente en vez de en una sola sesión, que puede no ser bien aceptada por el paciente.

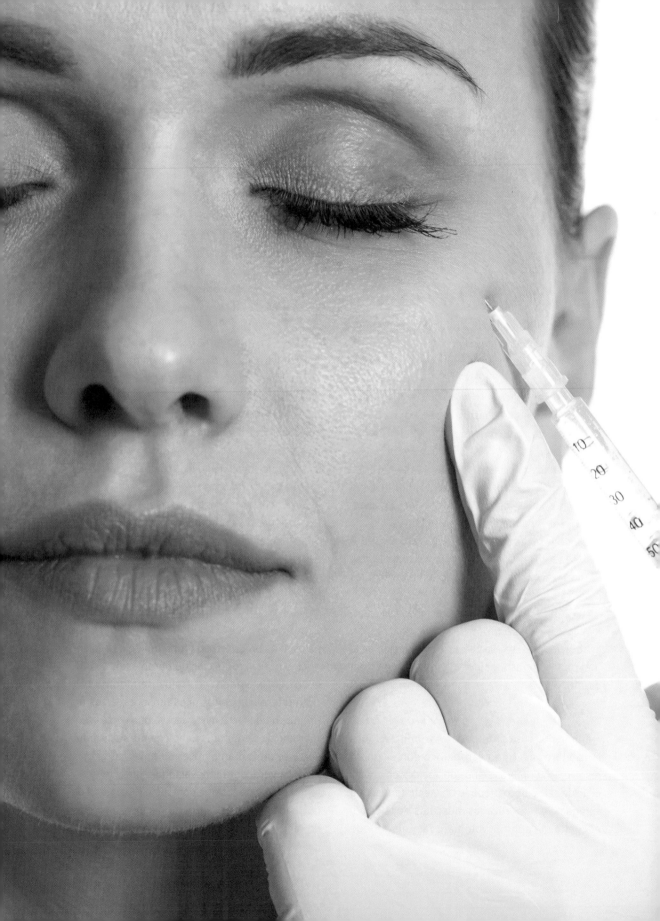

Se recomienda utilizar materiales que sean reabsorbidos por el organismo. De esta forma, en caso de obtener resultados no deseados, serían temporales y reversibles.

RELLENO DE ARRUGAS FACIALES CON AUTOINJERTO DE GRASA

Para rellenar arrugas o recuperar los volúmenes perdidos, también se usan los rellenos de grasa propia tratada. Es aplicable en arrugas, pómulos o zonas de la cara con pequeños hundimientos. Al tratarse de la grasa de uno mismo no se produce ningún tipo de rechazo, y el resultado es muy duradero.

REJUVENECIMIENTO FACIAL CON NANOFAT

Semejante a la anterior, esta técnica aprovecha tejido graso del propio cuerpo, extraída con anestesia local. A continuación, se emulsiona la grasa pasando el contenido de una jeringa a otra repetidamente para convertirlo en una sustancia más líquida y manejable, que se aplicará con agujas muy finas en la zona a tratar.

Se utiliza para rellenar depresiones y arrugas, en especial de la zona de alrededor de los ojos y la boca. También se usa para la pigmentación de la piel de las ojeras y para rejuvenecer la piel del escote.

RETENSADO CUTÁNEO CON ÁCIDO CARBOXÍLICO

Tratamiento mediante pequeñas infiltraciones musculares de ácido carboxílico con el fin de resolver los primeros signos de flacidez en la piel. El ácido carboxílico produce un efecto tensor que compacta y relocaliza los músculos de la cara y el cuello sin aportar volumen. También puede aplicarse para tratar la flacidez de los brazos y la zona interna de los muslos y nalgas, que recuperan la forma y la firmeza. El resultado es instantáneo.

TRATAMIENTO CON ÁCIDO POLILÁCTICO

Consiste en infiltraciones de ácido polilático (biocompatible y biodegradable) que actúa en las capas profundas de la piel. Aporta firmeza, alisa las arrugas y recupera el volumen.

Número de sesiones: 2, con un intervalo de tres meses.

HILOS TENSORES REABSORBIBLES

Alternativa al lifting quirúrgico para tratar la flacidez y el descuelgue facial. El tratamiento consiste en realizar una pequeña incisión en la piel e introducir, por medio de una fina aguja, unos hilos con conos de ácido poliláctico para anclarlos dentro del tejido y tensarlo, lo que crea un chasis interno que sujeta los tejidos caídos y estimula la producción de colágeno.

El efecto mecánico tensor se observa una vez finalizado el tratamiento. Los resultados de la bioestimulación del colágeno son óptimos a los tres meses. El resultado se mantiene entre doce y dieciocho meses, dependiendo de la edad y del tipo de piel.

HILOS JAPONESES DE POLIDIOXANONA

Estos hilos producen un lifting biológico autoinducido por la producción de fibroblastos y colágeno propio alrededor del hilo insertado.

A diferencia de los hilos tensores, estos no producen un efecto mecánico, ya que no se efectúan anclajes ni suturas. Simplemente se introducen y se depositan a través de finísimas agujas guía. La verdadera innovación es que crean un tejido propio de soporte por efecto biológico. Los resultados se aprecian a partir del mes, mejorando cada semana, y alcanzando el mejor resultado a los tres meses. Se mantienen de doce a dieciocho meses.

TENSADO DE LA PIEL FACIAL CON RADIOFRECUENCIA

Tratamiento que rejuvenece la piel a través de la acción del calor. El aparato de radiofrecuencia produce hipertermia (importante aumento de temperatura) instantánea en las capas profundas de la piel, mientras se protege con frío la capa más superficial. El calor consigue el estiramiento inmediato del tejido cutáneo y actúa activando el colágeno de las capas profundas contribuyendo a reafirmar los tejidos flácidos, sobre todo en la región de las mejillas, la línea de la mandíbula y el cuello, y suavizando las arrugas más marcadas.

El número de sesiones puede variar dependiendo del estado de la piel y del aparato utilizado: Thermage, Thermacool, Radiothermoplasty, ThermaLift, etcétera.

Thermage es uno de los instrumentos de radiofrecuencia más potentes. Con él, en una sola sesión se obtienen resultados más evidentes que con radiofrecuencias clásicas. Los efectos se van notando cada vez más hasta los seis meses después de un tratamiento único. Los resultados pueden durar entre uno y tres años. Existe una aplicación específica que permite tensar los párpados sin cirugía.

Es imprescindible elegir una clínica de confianza con tecnología revisada y manipulada por personal sumamente especializado, y bajo supervisión médica.

TRATAMIENTO PARA MANCHAS MELÁNICAS Y LÉNTIGOS SOLARES

Procedimiento para borrar las manchas más o menos claras con formas y tamaños variables que aparecen en la cara, cuello, escote, brazos y manos debido a la acción del sol, y también por el propio envejecimiento de la piel, por efectos hormonales y a veces debido a algunos medicamentos con efecto fotosensibilizante.

Antes de empezar el tratamiento se realizará una dermatoscopia o una prueba con luz de Wood para descartar alteraciones premalignas. A continuación, se determina el procedimiento más adecuado que, en el caso de las manchas, suelen ser los peeling químicos y Obagi, que ya vimos, y el tratamiento con láser, como el láser **Resurfacing**.

Los aparatos láser emiten cortas y continuadas pulsaciones de elevada energía de las que resulta un efecto de carbonización, vaporización y escisión del tejido envejecido o dañado sin afectar los tejidos contiguos, con lo que se consigue la regeneración epidérmica de la zona en cuestión.

Inmediatamente después del tratamiento la piel estará enrojecida, y después aparecerá una fina costra que funciona como protección para la regeneración cutánea. Cuando esta caiga, surgirá una piel enrojecida, tras la cual emergerá la nueva piel rejuvenecida.

TRATAMIENTO CON LÁSER DE LESIONES VASCULARES Y PIGMENTADAS

Procedimiento con diferentes tipos de luz para tratar la rosácea, las manchas rojas y las arañas vasculares en la cara y el cuerpo, los puntos rubí, las manchas solares y de envejecimiento, los poros dilatados y las arrugas finas en la cara, el cuello, el escote y las manos. También sirve para las varices.

Dependiendo del tipo de lesión, se elegirá una fuente de luz diferente (luz pulsada intensa/IPL, Nd-YAG, etcétera.)

LÁSER DE REJUVENECIMIENTO

Lo más innovador hoy en día en este campo es el **láser de picosegundos** (Picosure). Otros láseres efectivos para la mejoría de las arrugas y la laxitud cutánea son el **Fraxel, Restore y Starlux-ICON.**

En particular, el **Fraxel** es un láser fraccionado que permite una profunda remodelación y rejuvenecimiento cutáneo con un mínimo tiempo de recuperación. Tras el tratamiento, la piel se muestra roja y ligeramente hinchada. Es normal tener una sensación de calor o incluso de escozor. La piel puede sentirse seca y puede producirse cierta descamación, que en general comienza a los tres o cuatro días del tratamiento y finaliza a los cinco o siete.

TECNOLOGIA DE ULTRASONIDOS PARA MEJORAR LA FLACIDEZ

Tecnología de ultrasonidos focalizados que consigue llegar a las capas más profundas de la piel para corregir la flacidez y tensar la piel del cuello, mentón y cejas. Una de las últimas incorporaciones «Ultherapy» es un dispositivo que ya permite a los médicos ver cuáles son las capas de tejido que están tratando. Esta tecnología de ultrasonido también actúa eliminando las arrugas del escote y mejorando las bolsas de los párpados. Los resultados máximos se observan a los 3 meses.

La duración de la sesión es entre 30 y 60 minutos, dependiendo de la zona a tratar. Se recomienda hacer un tratamiento una vez al año.

PROTOCOLO BÁSICO PARA REJUVENECER EL ROSTRO

Después de lo que hemos leído y para que te hagas una idea de cómo podría ser un protocolo básico para rejuvenecer el rostro, aquí veremos qué prácticas podría incluir.

Primero, hay que llevar a cabo un análisis de imagen para conocer la calidad de la piel, medir la profundidad de las arrugas, las pérdidas de volumen y evaluar por separado y en conjunto los tres tercios del rostro. Luego, realizar el diagnóstico y diseñar un tratamiento personalizado con un protocolo que podría ser el siguiente:

- Aportar uniformidad de tono y luminosidad con láser (por ejemplo, Fraxel).
- Eliminar la flacidez con radiofrecuencia (por ejemplo, Thermage) o hilos (por ejemplo, los japoneses de polidioxanona o PDO).
- Tratar las arrugas (por ejemplo, con toxina botulínica).
- Recuperar el volumen con rellenos (por ejemplo, de ácido hialurónico).

Vuelvo a repetir que es necesario ponerse en manos expertas, experimentadas y especializadas en las tecnologías que se vayan a utilizar.

TRATAMIENTO CORPORAL CON LÁSER

El láser AccentXL combina radiofrecuenca unipolar y bipolar para tensar la dermis, mejorar la textura de la piel, reducir la grasa acumulada y la celulitis. Asimismo, permite realizar tratamientos de remodelado corporal, tensado de la piel y tensado tras liposucción.

TRATAMIENTO ULTRASÓNICO PARA ELIMINAR LA GRASA LOCALIZADA

Este procedimiento se utiliza para reducir el contorno y tratar cúmulos de grasa en abdomen, muslos, cartucheras y rodillas, sin necesidad de someterse a cirugía. El tratamiento actúa sobre la grasa localizada mediante **disparos de ultrasonidos**, que destruyen las células de grasa y favorecen la pérdida de volumen.

Los resultados se perciben ya en la primera sesión. El número de sesiones dependerá de la zona y el volumen de grasa a tratar. En general, se recomiendan tres sesiones con un intervalo de treinta días de descanso entre ellas. Este tratamiento requiere un análisis previo.

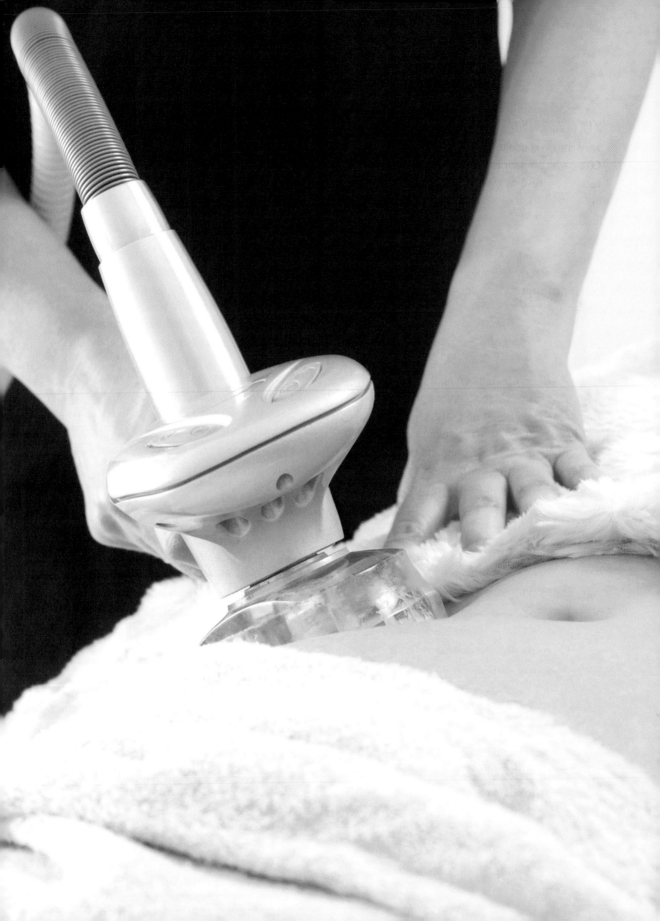

CARBOXITERAPIA PARA LA CELULITIS Y LA GRASA LOCALIZADA

Consiste en el uso terapéutico de **inyecciones de CO2** para combatir la celulitis corporal generalizada y el exceso de grasa localizada, así como para la flacidez, el envejecimiento corporal, las varices y las estrías. Se puede utilizar como tratamiento único o combinado con otras técnicas.

Los resultados son muy buenos ya en la sexta sesión. Para soluciones más duraderas, se recomienda un total de doce sesiones, una por semana.

INTRALIPOTERAPIA PARA ELIMINAR LA GRASA LOCALIZADA

Para la grasa acumulada en el abdomen, las caderas, los muslos, las rodillas y los brazos. Dependiendo de la cantidad de grasa, puede resultar una buena alternativa a la liposucción.

Consiste en infiltrar el producto con una larga aguja extrafina a través de pinchazos directamente sobre el tejido adiposo, lo que licúa la grasa, que se va eliminando de forma natural a través del sistema linfático.

Serán necesarias al menos tres sesiones con tres o cuatro semanas de intervalo entre ellas.

TRATAMIENTO DE LA FLACIDEZ COPORAL CON RADIOFRECUENCIA

Para la flacidez de la piel en cualquier zona del cuerpo. Con algunos equipos como Thermage, los resultados se obtienen en una única sesión. Con otros equipos se precisan varias sesiones.

El tratamiento puede durar entre una y tres horas, dependiendo de la extensión de la zona a tratar.

Thermage es un aparato de radiofrecuencia de última generación que ofrece excelentes resultados para tratar la flacidez, remodelar el contorno y disminuir la celulitis. Reafirma y renueva el colágeno natural de la piel y estimula la forma-

ción de nuevo colágeno en una sola aplicación. El tratamiento es indoloro y no precisa de ningún tipo de anestesia.

Después del tratamiento se observa un efecto tensor que va aumentando durante los seis meses siguientes.

TRATAMIENTO DE LAS ESTRÍAS DE LA PIEL CON RADIOFRECUENCIA

Se utilizan equipos de radiofrecuencia fraccionada en sesiones de entre diez y quince minutos de duración. Se requieren dos o tres sesiones para borrar las estrías del abdomen, las caderas, los glúteos y la parte interna de las piernas entre un 50 y un 70%.

Podríamos continuar un buen rato más recorriendo esta larga autopista y sus áreas de «tratamientos». Nos quedan por considerar otros, como por ejemplo: tratamientos para la alopecia con suero rico en plaquetas y con micro y miniinjertos de pelo propio; tratamientos dentales de blanqueamiento, carillas de porcelana, empastes estéticos e implantes, ya que todos ellos favorecen y rejuvenecen; tratamientos con láser para el rejuvenecimiento vaginal e intervenciones para embellecer los genitales masculinos y femeninos; láser endovenoso para el tratamiento de las varices; técnicas innovadoras con los nuevos pulsos de luz en nanosegundos; peelings fotoactivados con LED y LBI; terapias fotodinámicas para proteger la piel de los rayos ultravioletas; tratamientos con dermocosmética y nutricosmética; terapias energéticas de biorresonancia, biodescodificación... Todos estos ejemplos son solo para que te hagas una idea. La lista es extensa y crece cada día...

Los tratamientos médicos estéticos se unen a las siete «Claves» antiaging para modelar sinérgicamente tu versión *ageless*.

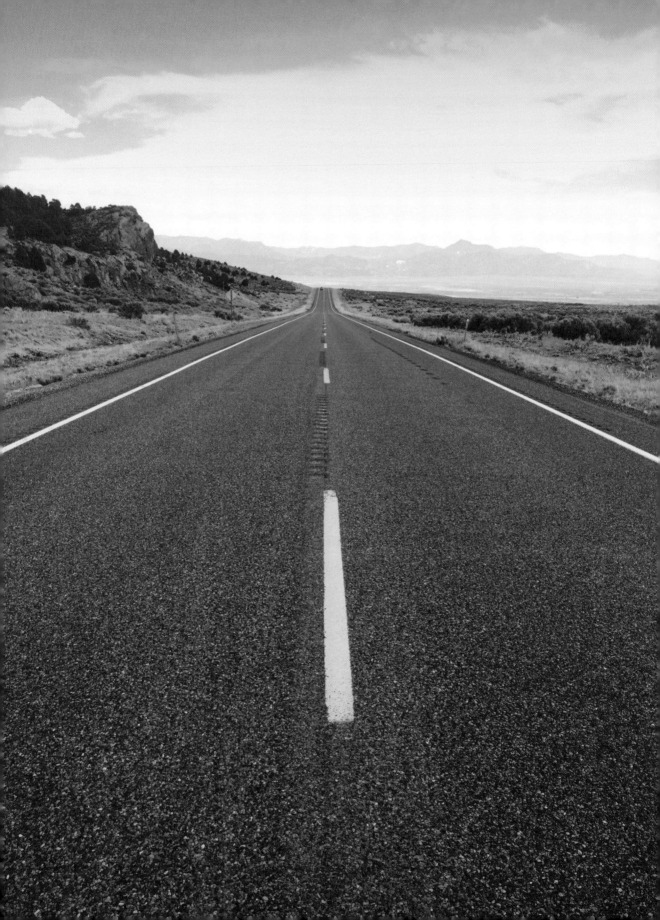

CONCLUSIÓN

Las 7 claves que te conducen a tu versión *ageless* tienen poder transformador. Después de pasar por ellas, de aprenderlas, asimilarlas e integrarlas en tu vida, ya nunca serás como antes. Pertenecerás a la nueva tipología «sin edad» y te sentirás satisfecho de ello. No serás mejor que los que no siguen este camino; nadie es mejor ni peor que nadie, pero sí estarás más evolucionado.

Ostentarás ese estatus con tu magnífica actitud *ageless* sin sentirte un bicho raro, ni tener que pedir disculpas por no fumar ni comer chuletón a la brasa ni tomar un café con churros. Las personas que te aman respetarán tu nueva manera de vivir y admirarán tu actitud. Si te ven feliz, empoderado, atractivo y vital, algunos te seguirán. Somos la vanguardia del nuevo paradigma.

¿Qué ocurre con la tercera edad? Estoy segura de que personas de más de ochenta años leerán este libro, porque ellos también pueden entrenar el cuerpo, la mente, las emociones y conectar con la parte espiritual que existe en cada uno de nosotros, conexión indispensable si se desea ser longevo en plenitud. En ellos también es posible revertir los marcadores biológicos, si se sigue correctamente el protocolo antiaging. Asimismo, podrán beneficiarse de algunos de los avances que seguirán produciéndose.

Si todo se desarrolla a la velocidad que la ciencia y la tecnología prometen en el ámbito del antiaging, nos quedan por ver muy pocas generaciones de tercera edad. Tras la primera, viviremos una segunda juventud, una madurez plena el resto de nuestra vida. Prepárate, porque dentro de 25 años el envejecimiento habrá desaparecido. Nos esperan tiempos de prodigios, y conviene que estemos listos para experimentarlos con todas nuestras facultades en perfecto estado.

Al terminar nuestro viaje por las 7 claves, te propongo que recapitules desde la actitud lo que has sacado de cada una de las claves. Te reto a que pongas el broche final a este libro. Yo te escucho. Confío plenamente en ti. Tienes la palabra.

Actitud mental: *Voy a hacer del resto de mi vida lo mejor de mi vida.*

Actitud al comer: *Como solo lo que me sienta bien y disfruto con ello. Me gusta cuidarme. Estoy decidido a comer de forma saludable cuando voy a un restaurante o me reúno con amigos. Lo importante es la compañía, y no hago concesiones a comer algo que me sienta mal solo por complacer a los demás. Estar delgado no es un fin para mí, sino la consecuencia de comer sano.*

Actitud al moverse: *Hago ejercicio disfrutando de la maravillosa movilidad de mi cuerpo. Me encanta activarlo, fortalecerlo, estirarlo y explorar nuevas posibilidades. Siento cómo la energía se desbloquea y fluye; también cómo aumenta y cómo se modula dependiendo de la clase de ejercicio que realizo. Conozco mi cuerpo y escucho sus mensajes. El ejercicio físico para mí no es un extra, sino algo tan necesario como comer y dormir bien. Por supuesto me proporciono descanso para repararme, recuperarme y conectarme con lo sutil, por medio del sueño y la meditación.*

Actitud al sentir: *Me siento responsable de todas mis emociones, las asumo, las gestiono, les agradezco el mensaje que me traen y el aprendizaje que me proporcionan. Me fascina experimentarlas; son las señales de que estoy vivo. Sé cómo modularlas; es una biotecnología fascinante y maravillosa que cada día manejo mejor.*

Actitud al amar: *Sé que estoy en este planeta para evolucionar y crecer en el amor. El amor por mí mismo, por los demás, por la naturaleza, por todo lo que hago, por la vida... Todas mis relaciones son espejos en los que me proyecto y aprendo. Disfruto dando y recibiendo amor. El amor me aporta belleza y enciende mi mirada. Me relaciono bien en grupo y en la intimidad. Sé que la sexualidad es una energía muy poderosa que utilizo amorosamente para el placer y el rejuvenecimiento. Sé que soy amor; esa es la energía de la creación. Amo a Dios, a la Fuente, al Universo, me siento conectado.*

Actitud al gozar: *¡Qué gozada estar vivo! Disfruto de cada momento y le saco partido a todos los placeres, grandes y pequeños, porque todos me proporcionan un gran bienestar, y ahora he aprendido que también salud y rejuvenecimiento. Ya sé cómo activar mi farmacia interna para sentirme maravillosamente bien la mayor parte del tiempo.*

La palabra ENJUVENECE representa muy bien la actitud antiaging. Por eso he elegido esta palabra como mi sello y te invito a que sea también el tuyo. Aúna perfectamente todos los conceptos: juventud, antiaging, revertir, re-evolución, puedes hacerlo tú...

Ahora, te propongo que nos detengamos para celebrar el fin de este viaje que hemos realizado juntos a través de las claves y los tratamientos antiaging para crear tu versión *ageless*. Para mí ha sido una experiencia inolvidable y te agradezco mucho tu confianza, tu interés y tu atención.

A partir de este momento depende de ti recrear y disfrutar la nueva condición *ageless* y mantenerla. Yo seguiré investigando y divulgando todo lo nuevo que vaya llegando a este apasionante escenario de «enorme futuro». Volveré con nuevas y poderosas técnicas y herramientas que ofrecerte.

Entretanto, dedícate a ENJUVENECER, que significa rejuvenecer evolucionando.

Madrid, octubre de 2015

ÍNDICE TEMÁTICO

AGRADECIMIENTOS

A mi amigo Pedro Álvarez, por abrirme las puertas de la editorial, por la idea para la portada del libro, por su generosidad y su cariño. A Curro Cañete, por su interés sostenido, su ayuda con las fotos y su estimulante amistad. A la doctora Vicenta Llorca por su amistad empoderadora y «reverberante». A los maestros por inspirarme a diario. A los autores anónimos, por sus frases poderosas recogidas en el libro. A mi familia, amigos, clientes y colaboradores por dar color a mi vida y ayudarme a evolucionar como ser humano.

A mi editora Rosi Mouzo, por sus sugerencias y coordinación. A Penguin Random House por su interés en mis conocimientos y facilitar su difusión a través de este libro.